W0046549

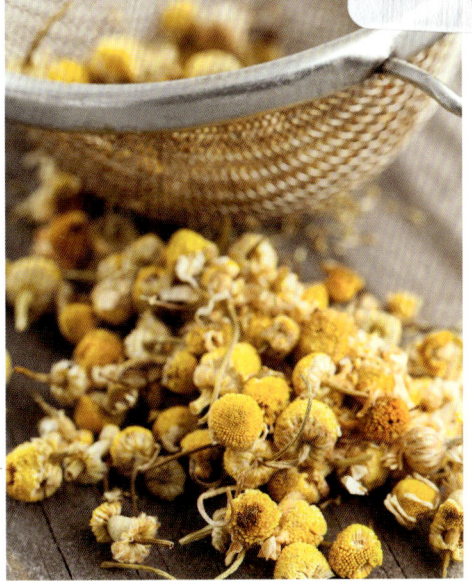

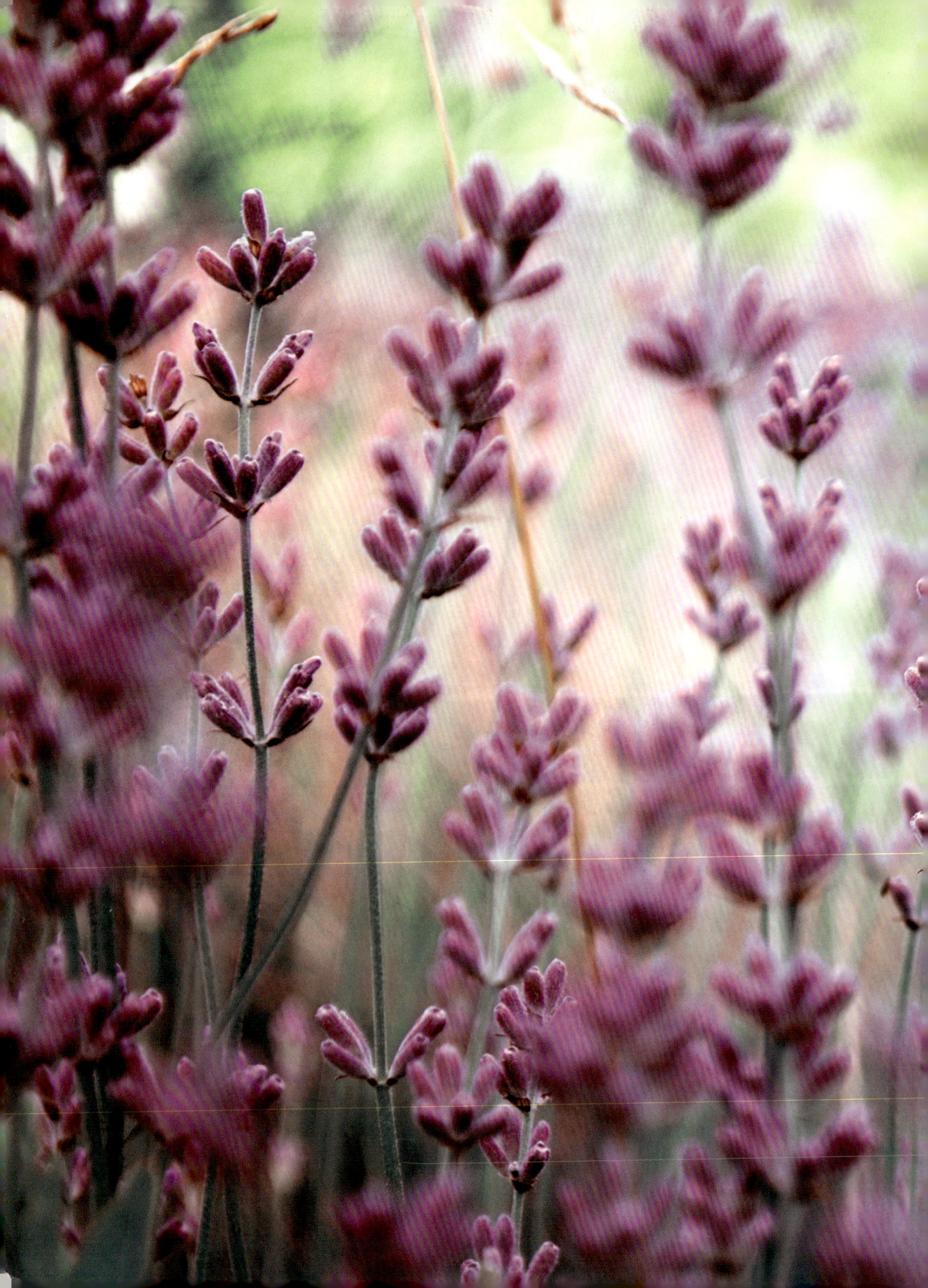

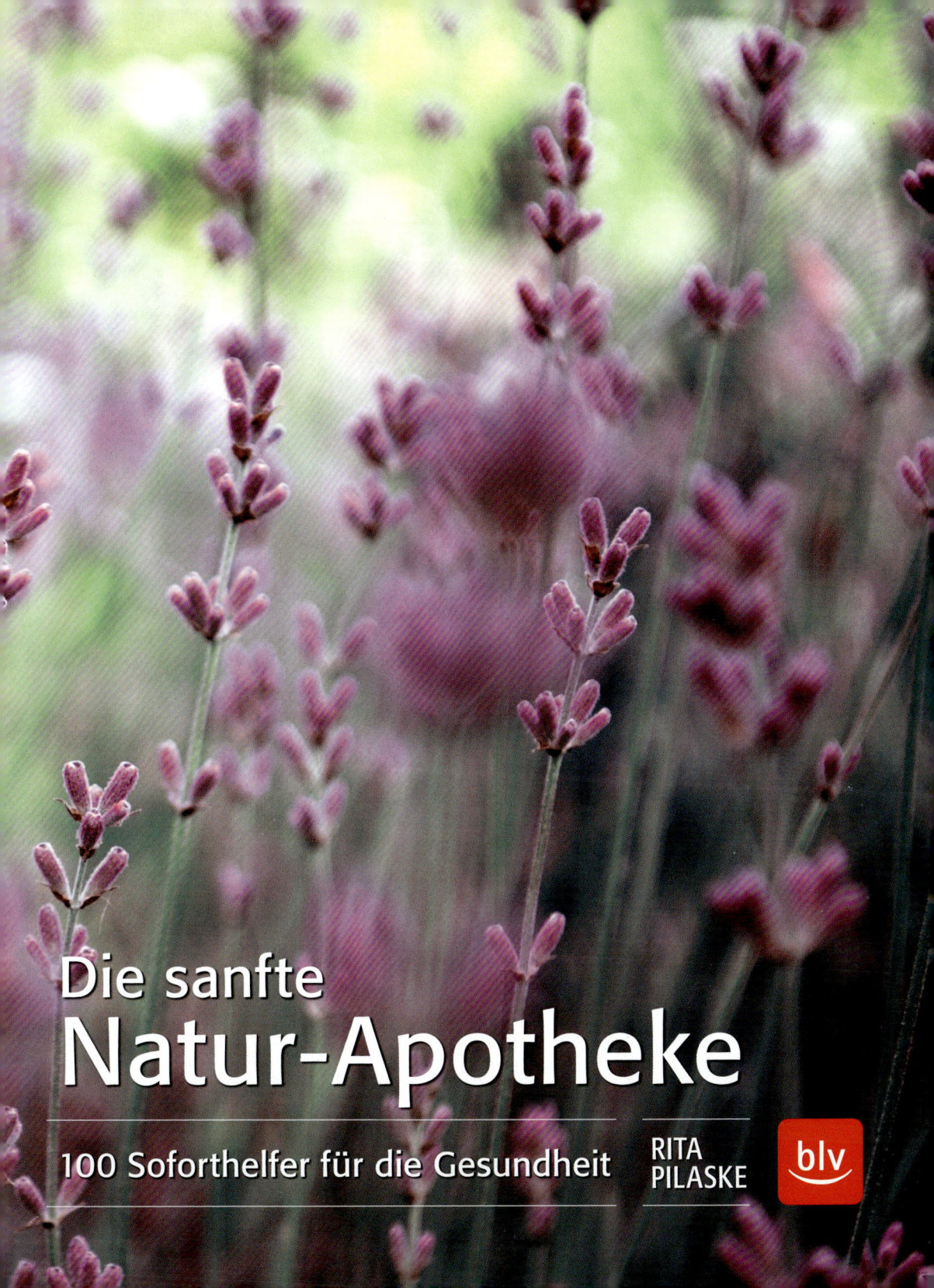

Die sanfte
Natur-Apotheke

100 Soforthelfer für die Gesundheit   RITA
                                              PILASKE

blv

Was Sie in diesem Buch finden

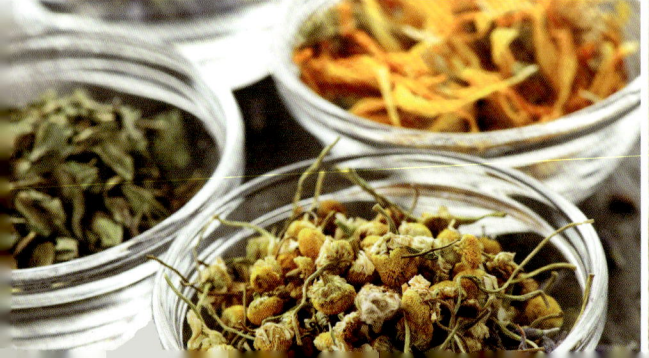
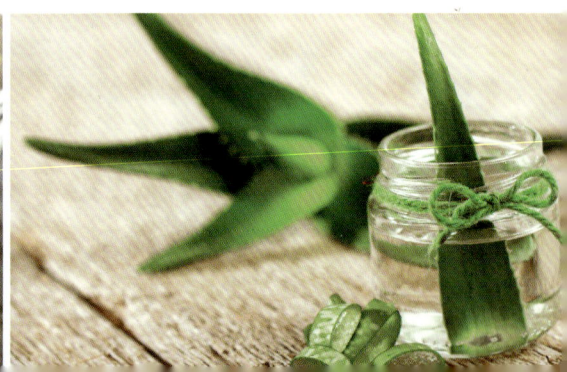

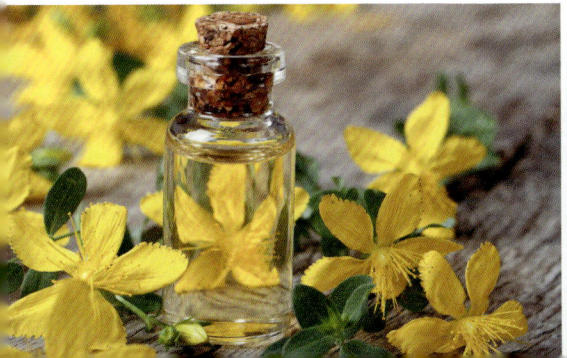
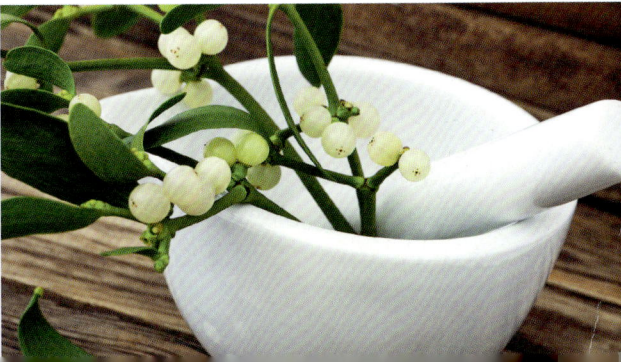

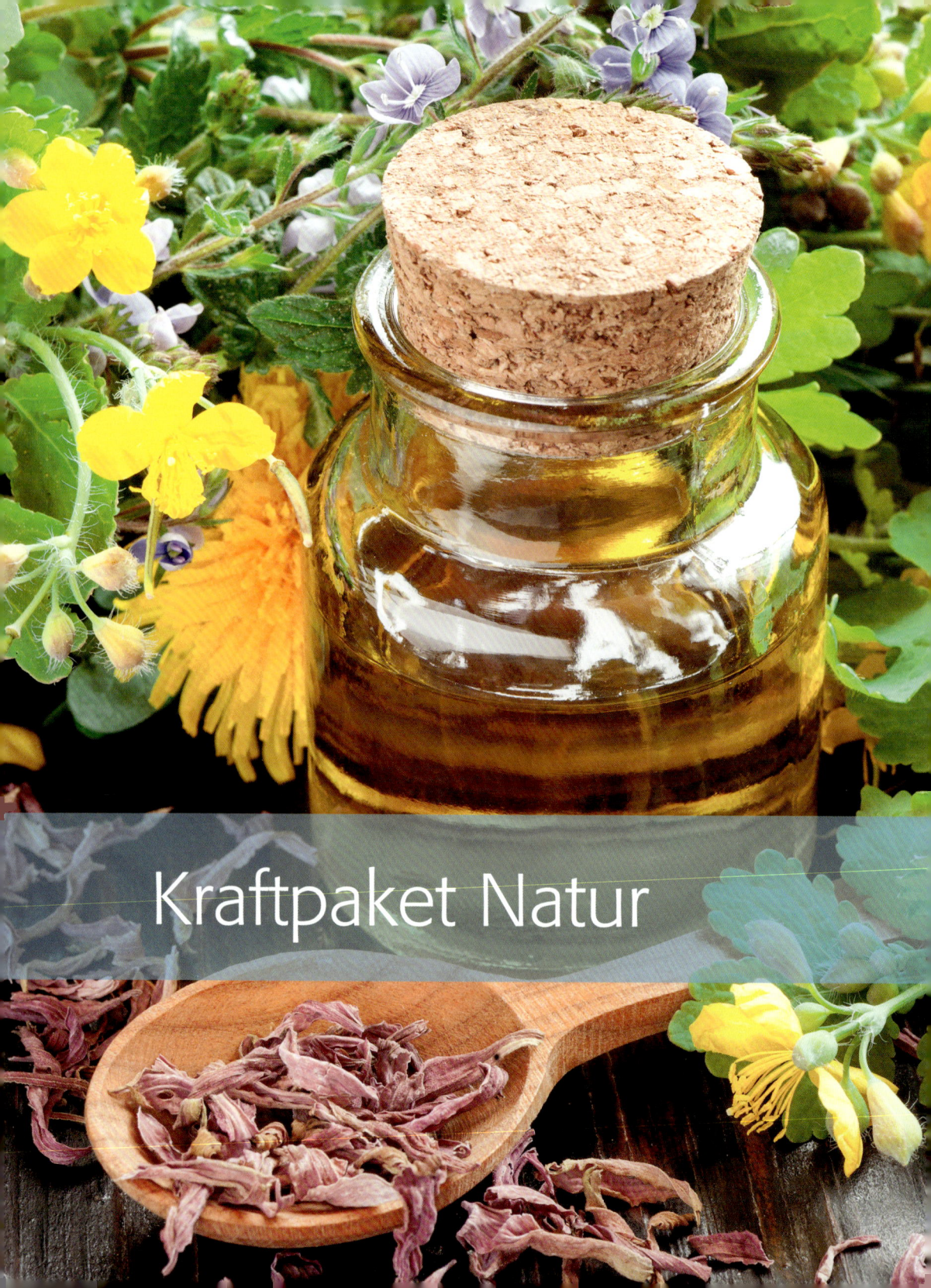

Kraftpaket Natur

Volksmedizin hoch im Kurs

Kräutermedizin aus dem Bereich der Naturheilkunde hat Jahrhunderte überdauert und ist wieder ganz populär. Nach wie vor stützt sich unser heutiges medizinisches Pflanzenwissen auf die Studien und Schriften zahlreicher namhafter Gelehrter wie des Botanikers und Predigers Hieronymus Bock († 1554), des Arztes Leonardo Fuchs († 1566) oder des Arztes, Astrologen und Mystikers Paracelsus († 1541). Die Phytotherapie (griech. »phyton« = Pflanze) wurde von dem französischen Arzt Henri Leclerc († 1955) geprägt; sie galt als Grundlage für Arzneibücher. Der Begriff Naturheilkunde umfasst ein großes Spektrum von Behandlungsweisen, die den Organismus zur körpereigenen Selbstheilung anregen. In ihrer Vielfalt verwendet sie die Ernährungsmedizin, die Homöopathie nach Hahnemann, die Anthroposophie, bekannt durch Rudolf Steiner, die Elementelehre und andere Therapiearten. In Anlehnung an die Traditionelle Chinesische Medizin, kurz TCM, worunter verschiedene Therapiearten wie Akupunktur oder Schröpfen eingeordnet sind, wird heute in Europa der moderne Ausdruck »traditionelle europäische Medizin« (TEM) benutzt. Und auch die ayurvedische Heilkunde aus Indien rückt immer mehr in den Fokus des Interesses.

Klostermedizin – so wertvoll wie eh und je

In der Antike waren die Mönche nicht nur Prediger, sie waren Gelehrte, Heiler, Ärzte, Apotheker, Alchimisten und Prediger zugleich. Im 11. Jahrhundert, lange bevor Hildegard von Bingen († 1179) ihr großes Werk »Physica« verfasste, hinterließ ein Mönch Namens Odo de Meung den »Macer foridus«, ein Standardwerk der Kräuterheilkunde. Den Ordensleuten aus der Vergangenheit verdanken wir einen unschätzbaren Fundus an Rezepturen. In unermüdlicher Kleinarbeit schrieben sie und klösterliche Schwestern sowie Kopisten alte Werke von Römern und Griechen ab, anfangs nur zum Eigenbedarf und damit sie nicht in Vergessenheit gerieten.

In dieser Zeitepoche herrschten in vielen Bereichen des Lebens primitive Zustände, und so entschlossen sich die Diener Gottes, ihr Wissen weiterzugeben. Allen Menschen, die um Hilfe baten, sollte geholfen werden. Die von den Mönchen angelegten großartigen Klostergärten und ihre noch heute wertgeschätzten Klosterliköre, Tinkturen, Essenzen und Heilanwendungen aller Art zeugen von dem umfangreichen Heilwissen.
Besondere Anerkennung gebührt dem medizinischen Werk, das zur Zeit Karls des Großen im Lorscher Kloster bei Worms entstanden ist. 482 Arzneimittel-Rezepturen stehen im »Lorscher Arzneibuch«. Dieser wertvolle Schatz wurde im Juni 2013 in das Weltdokumentenerbe der UNESCO aufgenommen.

Sie sehen, Kräuterkunde ist kein Zauberwerk oder Quacksalberei. Sie hat durchaus ihre berechtigte Grundlage, angrenzend zur Schulmedizin.

Jedes Kraut in seiner Gesamtheit sehen

Die Naturheilkunde sieht Pflanzenwirkstoffe nie isoliert und nutzt ihre ganzheitliche Wirkung auf Körper, Seele und Geist. Früher verließ man sich dabei zwangsläufig auf Beobachtungen und lernte Fehlschläge zu vermeiden und – uns zum Segen – Erfolge niederzuschreiben. Inzwischen wurden die einzelnen Inhaltsstoffe der Pflanzen isoliert, benannt und in ihrer Wirkungsweise auf unseren Körper genau bestimmt. Wir kennen sie beispielsweise als Spurenelemente, Vitamine, Gerbstoffe, Bitter-stoffe, Alkaloide, Glykoside, Schleimstoffe sowie zahlreiche weitere feststoffliche Wirkstoffe wie auch subtile Begleitstoffe.

Es ist spannend zu beobachten, wie sich die jahrhundertalte Erfahrungsmedizin mit neusten Forschungsergebnissen deckt und verbindet. Bei schätzungsweise 500 000 Pflanzenarten auf der Erde, wobei derzeit etwa 60 000 Arten für medizinische Zwecke erforscht werden, gibt es noch viel zu tun und zu entdecken.

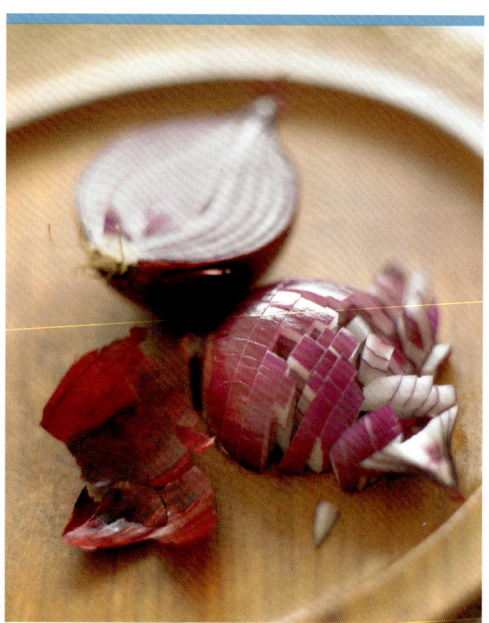

Zwiebeln sind ein bewährtes Hausmittel vor allem bei Erkältungskrankheiten.

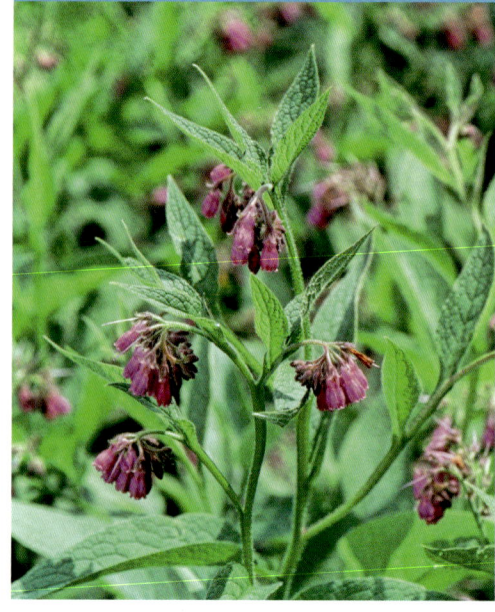

Der Name sagt es schon: Die Wirkstoffe der Bein-wellwurzel helfen bei allerlei Knochenleiden.

Wichtige Inhaltsstoffe und ihre Wirksamkeit

- **Alkaloide** hemmen oder regen Nervenfunktionen an. Sie sind sehr intensiv in ihrer Wirkung bis hin zu giftig, z. B. Eisenhut.
- **Bitterstoffe** wirken appetitanregend und verdauungsfördernd.
- **Carotinoide** schützen vor Herz- und Kreislauferkrankungen, wirken krebshemmend und immunstimulierend.
- **Gerbstoffe** wirken adstringierend und schleimhautschützend.
- **Glykoside** z. B. im Fingerhut, können heilend sein bis giftig wirken.
- **Glucosinolate** (auch Senföle genannt) wirken krebshemmend und beugen Infektionen vor.
- **Phytosterine** dienen der Pflanze vorwiegend als Botenstoffe. Sie senken den Cholesterinspiegel im Blut, schützen z. B. vor Arterienverkalkung, Herz- und Kreislauferkrankungen sowie Dickdarmkrebs.

- **Phenolsäure,** z. B. in roten Trauben, schützt vor Infektionen und wirkt antioxidativ. Sie schützt vor Herzinfarkt und kann das Krebsrisiko vermindern.
- **Flavonoide** sind in der Schale von gelben, roten und violetten Obst- und Gemüsesorten wie Äpfeln oder Beeren. Stark antioxidativ gegen freie Radikale.
- **Saponine,** lat. sapo = Seife. Sie beugen Krebs vor und wirken als natürliches Antibiotikum, senken u. a. den Cholesterinspiegel und reduzieren das Risiko für Herz- und Gefäßkrankheiten.
- **Schleimstoffe** schützen die Schleimhaut, wirken reizmindernd und entzündungshemmend.
- **Sulfide** sind schwefelhaltige Inhaltsstoffe, die z. B. in der Zwiebel vorkommen. Sie hemmen das Wachstum von Bakterien und Viren und regen die Immunabwehr an.

Das bedeutet auch, dass wir noch viele aufschlussreiche Forschungsergebnisse erwarten dürfen.

Aktuelle Untersuchungen haben beispielsweise offenbart, dass Berberin, ein Wirkstoff aus der Berberitze, optimale antifungizide und antibakterielle Eigenschaften besitzt. Dieser Wirkstoff wurde auch in Gelbwurzel und Mahonienwurzel gefunden. Er ist in der Lage, die Ausbreitung von Hefen im Körper zu stoppen, was beispielsweise bei *Candida*-Pilzerkrankungen eine äußerst willkommene Eigenschaft ist. Pilzerkrankungen sind weitverbreitet, da kommen solche Erkenntnisse gerade recht.

Naturheilkundige Anwender kennen sicher die Knobi-Kur, in Öl angesetzte Knoblauchknollen. Jüngst wurde festgestellt, dass in dieser Knolle Substanzen enthalten sind, die ebenfalls Hefen im Körper extrahieren. Bei Darmpilz kann also eine Knoblauch-Kur gute Dienste leisten. Knoblauch sollte eigentlich immer auf dem Speiseplan stehen, denn er hilft nicht nur gegen Krankheiten, sondern wirkt vorbeugend.

Selbst therapieren – darf ich das?

Als Laie, besonders wenn man selbst betroffen ist und Schmerzen hat, kann man nicht zweifelsfrei sicher sein, woher der Schmerz kommt. Wenn Sie beispielsweise tagelang über Bauchschmerzen klagen, wissen Sie nicht ganz genau, ob der Schmerz von einem entzündeten Darm, der Gallenblase oder sogar vom Blinddarm herrührt. Tritt der Schmerz nach einer Mahlzeit auf, dann können Sie davon ausgehen, dass Sie etwas zu sich genommen haben, was der Magen nicht so gut fand. Grundsätzlich ist es ganz wichtig, bei länger anhaltenden und unklaren Symptomen zuerst einen Arzt zurate zu ziehen und die Therapie mit ihm zu besprechen. Mit der richtigen Diagnose können Sie sofort gezielt beginnen, aus dem Verzeichnis auf Seite 120 eine Kräuterwahl zu treffen. Daraus bereiten Sie dann den passenden Heiltee, machen Umschläge oder was sonst gerade gebraucht wird.

Verantwortlichkeit, Ehrlichkeit und Geduld

Für alle Selbsttherapien gilt, handeln Sie grundsätzlich mit Bedacht, Sorgfalt und Vernunft. Kleine Verletzungen, wie Schnitt- oder Schürfwunden, Prellungen, Insektenstiche, Sonnenbrand und eine große Anzahl weiterer Wehwehchen, lassen sich ziemlich flott aus dem »Erste-Hilfe-Kästchen« der Natur kurieren. In chronischen oder schwerwiegenden Fällen sieht das etwas anders aus. Gehen Sie besonders bei lebensbedrohlichen Erkrankungen kein Risiko

ein. Wenden Sie sich dann bitte an einen Arzt für Naturheilkunde oder einen Heilpraktiker. Er wird Sie bei den Anwendungen beraten und unterstützen.

Haben Sie ein bisschen Geduld, auf jeden Fall mehr, als Sie es von synthetischen Medikamenten her gewohnt sind. Denken Sie daran, dass ein Symptom nur scheinbar wie aus dem Nichts auftaucht, doch in Wahrheit war der Körper schon eine lange Zeit zuvor aus dem Gleichgewicht geraten.

Besonders bei chronischen Beschwerden müssen wir ganz ehrlich zu uns selbst sein und die Courage aufbringen zu hinterfragen, was wir an unseren Lebensumständen ändern können.

Gelassenheit, Glaube, Gebet

Derzeit verfügt die Menschheit über herausragende medizinische Entwicklungen, explizite Technik und Forschungsmöglichkeiten, dennoch gibt es immer mehr Kranke.

Wir mögen über Handy und Computer in Kontakt mit anderen sein, über Unmengen an Informationen und Möglichkeiten verfügen, und doch sind Millionen Menschen einsam, leidend und in vieler Hinsicht überfordert. Liegt es daran, dass wir die 3 Gs, Gebet, Glaube, Gelassenheit, die wahren Schlüssel zur Gesundheit, weitgehend vergessen haben? Und heutzutage in einer »Nonstop-Epoche« leben, die gar keine Zeit mehr dafür lässt – also dem genauen Gegenteil von dem, was unser Gleichgewicht wiederherstellen könnte? Wir setzen uns permanent einer

Überflutung an Reizen aus, die so rasant zugenommen haben, dass der Organismus kaum noch mithalten kann. Krankheiten und Erschöpfungszustände sind da kaum noch zu vermeiden. Nur, wie soll man ändern, dass Zeitdruck und Technik das lebendige, von Herzen kommende Gefühl der Umarmung, des Mitgefühls, des inneren Friedens ummöglich machen?

Vergebung, Liebe und Dankbarkeit sind sehr mächtige Verbündete zur Heilwerdung. Sie kosten nichts, sind aber eine »Waffe«, die wir in unserem gegenwärtigen Zeitalter dringend brauchen. In diesem Sinne können wir jederzeit dankbar sein für das Geld und den Wohlstand, der mal da war, auch wenn es grad nicht so rosig aussieht. Wir können auch dankbar sein für die Kräuter, die wir uns zubereiten, dankbar sein, dass es heilkräftige Pflanzen gibt. Preisen Sie auch ihre liebevollen Tugenden, beispielsweise indem Sie die Gesundheit anderer Menschen loben.

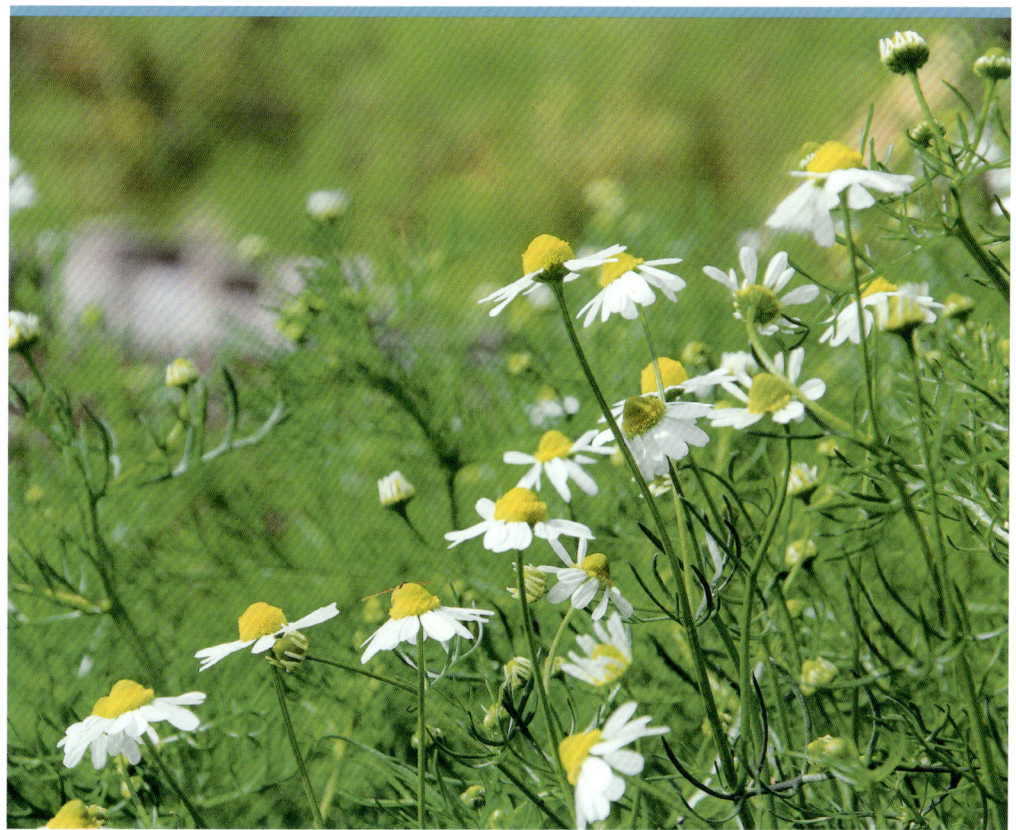

Kamille kennt wohl jedes Kind. Ihre Heilkraft wird in der Naturheilkunde und der Schulmedizin gleichermaßen geschätzt.

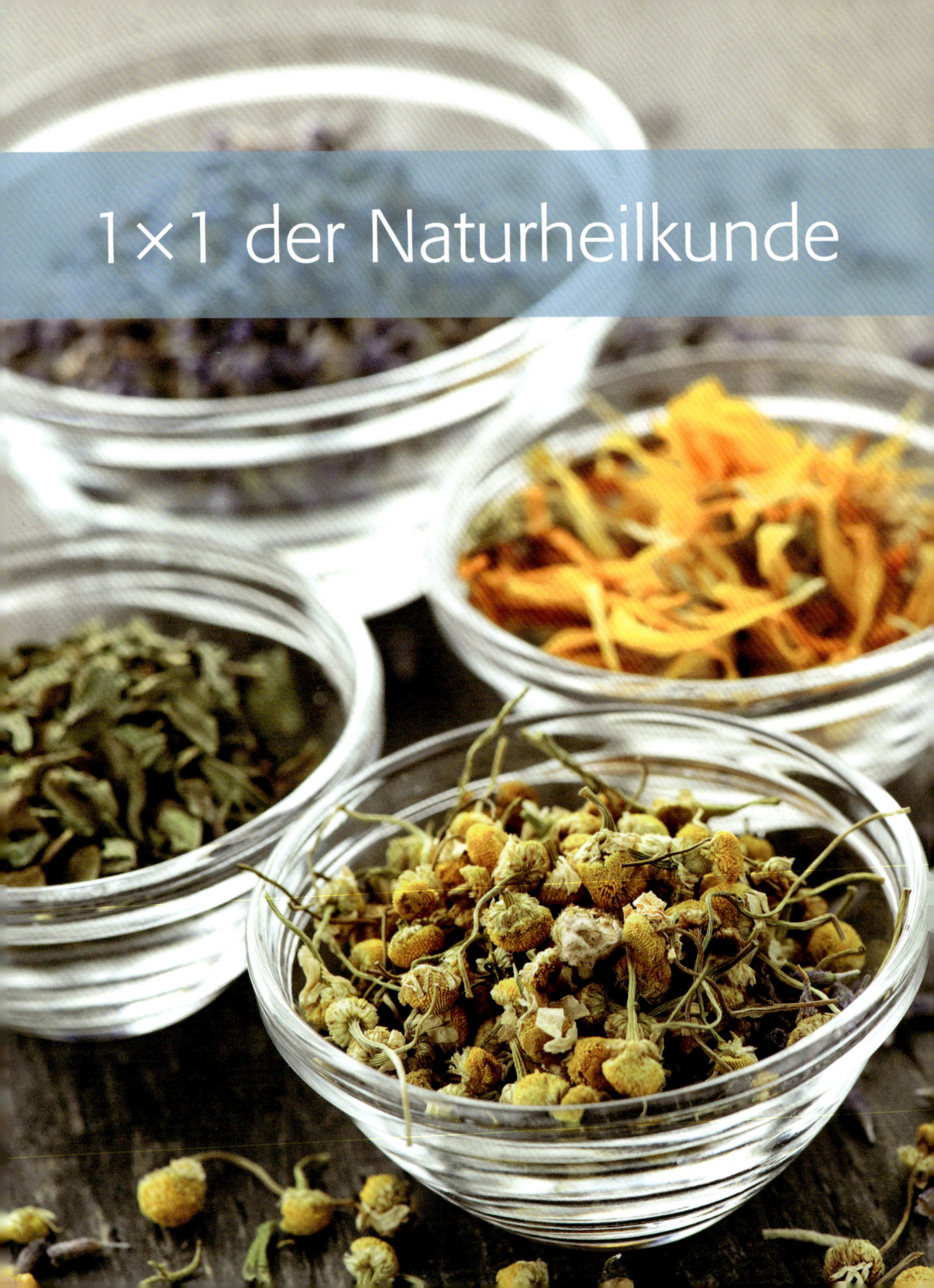

1×1 der Naturheilkunde

Die Kräuterauswahl

Das Auswählen und Zusammenstellen unterschiedlicher Pflanzen für einen bestimmten Zweck geschieht nicht nach dem Zufallsprinzip, sondern erfordert fundiertes Fachwissen.
In der Regel werden zum Beispiel für eine Teemischung fünf bis sieben Heilkräuter ausgewählt. An erster Stelle steht dabei das Basismittel **(Remedium cardinale)**. Das ist eine die Teemischung dominierende Pflanze. Sie sollte so optimal wie eben möglich auf das Krankheitsbild abgestimmt sein. Als Nächstes wird das Unterstützungsmittel **(Adjuvans)** ausgewählt, das je nach Beschaffenheit die Wirkung des Grundmittels verstärken oder, wenn es einen anderen Zweck erfüllen soll, auch dämpfen wird. Anschließend wird ein Ergänzungsmittel, das sogenannte **Geschmacks-Korrigens**, bestimmt. Hierfür wird eine Pflanze ausgesucht, die das Aroma sowie die Verträglichkeit verbessert.
Zu guter Letzt folgt noch das **Konstituens**, eine Zutat, die der gesamten Mischung eine ansehnliche Optik verleiht. Sie kennen ja die treffende Redewendung: »Das Auge isst mit!« Dafür kommen Blütenblätter infrage, wie beispielsweise die der Strohblume (gelb), der Kornblume (blau), der Goldmelisse (purpur) oder der Malve (violett).

Woher bekomme ich die Zutaten?

Kräuter kann man in der freien Natur sammeln oder auch im Garten anbauen. Im Sammelkalender auf Seite 118 finden Sie alle nötigen Informationen dazu. Viele Kräuter, wie Johanniskraut, Thymian oder Rosmarin, gedeihen in den meisten Gärten gut und sind einfach zu kultivieren. Kräuter für die Naturapotheke oder auch zum Verzehr dürfen nicht mit Pestiziden belastet sein. Das gilt in ähnlicher Weise auch für das Sammeln in der Natur. Sammeln Sie nicht an viel befahrenen Straßen oder in der Nähe landwirtschaftlicher Felder. Außerdem stehen eine ganze Reihe von Kräutern unter Naturschutz.
Die Kräuter werden in den Rezepten immer im getrockneten Zustand verwendet. Im Ofen oder im Dörraparat bei niedrigen Temperaturen ist das ganz einfach.

Kräuter abwiegen und zubereiten

Zum Abwiegen kleiner Kräutermengen ist eine Brief- oder Digitalwaage optimal. »Nach Gefühl« sollten Sie die Kräuter nicht mischen, weil das Gewicht und auch das Volumen der Pflanzenteile in der Regel je nach Trockengut erheblich variieren. Bei Teemischungen kommt es jedoch auf das spezifische Verhältnis der Pflanzen an, damit sie sich in ihrer Wirkung ergänzen und keine Nebenwirkungen auftreten. **1 Teelöffel in den Rezepten entspricht 1,5 g.**
Erst wenn der Tee seine positive Wirkung gezeigt hat und Sie sicher sind, das Richtige gewählt zu haben, bietet sich an, die Angaben in den Rezepten zu vervielfachen, um sich die Kräutermischung auf Vorrat bereitzustellen.

Die Standardzubereitungen

Zur Verabreichung von Tee bei bestimmten Beschwerden wird entweder ein Aufguss, ein Absud oder ein Kaltauszug hergestellt.

Aufguss (Infus): Für einen Aufguss werden alle belaubten Pflanzenteile und Blüten mit kochendem, aber nicht mehr sprudelndem Wasser, übergossen.

Absud (Dekot): Ein Absud, oder auch Abkochung genannt, wird zur Extraktion der Inhaltsstoffe von Wuzeln und Rinden angewendet. Hierfür werden die Pflanzenteile in kaltes Wasser gegeben, das anschließend zum Sieden gebracht wird. Die Siededauer ist von den verwendeten Rohstoffen abhängig und im jeweiligen Rezept dieses Buches angegeben.

Kaltauszug (Mazerat): Mitunter kann Hitze die Wirkstoffe in Heilpflanzen zerstören, besonders bei Pflanzen mit hohem Gehalt an ätherischen Ölen. Daher gibt man diese Kräuter wie im Rezept angegeben oder als Standardmaß 3 Esslöffel auf einen Liter Wasser, in kaltes Wasser. Die Kräuter sollten dann mindestens 2 Stunden, besser über Nacht ziehen. Diese Teezubereitung wird vor dem Trinken nur leicht erwärmt.

Basisrezept für Tee aus getrocknete Knospen, Blüten und Blätter

Die Menge wie im Rezept angegeben verwenden, zumeist 1–2 gehäufte Teelöffel (1 TL = 1,5 g) Blüten und Blätter mit 150 ml kochendem, nicht sprudelndem Wasser übergießen.

Das Ganze 5–10 Minuten zugedeckt ziehen lassen, anschließend abseihen, nach Geschmack mit Honig oder Zucker süßen.

Zu Heilzwecken trinkt man von dem Kräutertee, wenn nicht anders angegeben, über den Tag verteilt 2–3 Tassen.

Basisrezept für Tee aus Rinden und Wurzeln

Zwei Teelöffel Pflanzenteil mit ¼ Liter kaltem Wasser übergießen und zum Kochen bringen. 2 Minuten köcheln, dann 10–20 Minuten sieden lassen. Anschließend filtern Sie ab und trinken den Tee in kleinen Schlucken.

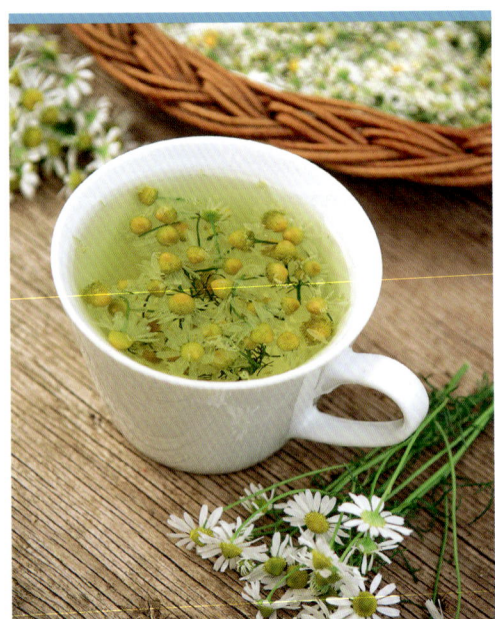

In der sanften Naturapotheke sind heilkräftige Teemischungen von besonderer Bedeutung.

Zu Heilzwecken trinkt man von dem Kräutertee, wenn nicht anders angegeben, über den Tag verteilt 2–3 Tassen.

Basisrezept für Tee aus Früchten

Nicht nur bei Kindern ist Früchtetee beliebt. Als Standardmaß können auch hier 1–2 Teelöffel auf eine große Tasse gerechnet werden. Den Tee 15 Minuten abgedeckt ziehen lassen, dann nach Geschmack süßen. Als kühler Durstlöscher im Sommer oder heiß mit Honig an kalten Wintertagen.

Basisrezept für Tinkturen

Um eine Tinktur zuzubereiten, benötigen Sie ein Schraubdeckelglas, die nötigen Kräuter und hochprozentigen Alkohol. In das Glas geben Sie je nach Größe des Gefäßes die Heilkräuter hinein. Die Kräuter oder auch Wurzelteile müssen vollständig mit 70-prozentigem Alkohol (oder für den Hausgebrauch Doppelkorn, Wodka) bedeckt werden. Dann das Glas verschließen und an einem dunklen Platz 14 Tage oder wie im Rezept angegeben stehen lassen. Zwischendurch den Ansatz durchschütteln. Anschließend die Tinktur durch einen Kaffeefilter abgießen und in eine Braunglasflasche füllen. Mit Datum und Bezeichnung des Inhalts beschriften. Etwa dreimal täglich 1–2 Teelöffel, zumeist in Wasser verdünnt oder auf Zucker, einnehmen.

Basisrezept für Pflanzenöle

In ein sauberes Glas je nach Größe des Gefäßes die Heilkräuter hineingeben. Die Kräuter oder auch Wurzelteile müssen vollständig mit Öl (z. B. Maiskeimöl, Olivenöl, Sonnenblumenöl) bedeckt sein, um Schimmelbildung zu vermeiden. Bei sehr feuchten Pflanzenteilen ist es daher besser, sie 1–2 Tage antrocknen zu lassen.

Das Glas verschließen und an einem sonnigen Platz, 4–8 Wochen oder wie im Rezept angegeben, stehen lassen. Anschließend das Öl durch ein Sieb abgießen und in eine Braunglasflasche füllen. Mit Datum und Bezeichnung des Inhalts beschriften. Die Haltbarkeit der Öle richtet sich nach dem Basisöl.

Basisrezept Pflanzensirup

Die Frischpflanzen wie Thymian, Fenchel, Spitzwegerich oder andere kann man im Mörser etwas quetschen und mit wenig Wasser zirka 20 Minuten auf kleiner Flamme erwärmen. Dann wird abgeseiht und der gewonnene Saft mit gleicher Menge Zucker vermischt. Nun wieder erhitzen und leicht köcheln lassen, so lange, bis der Saft eindickt ist. Dieser Sirup ist durch den Zuckergehalt einige Monate haltbar.

Basisrezept Pflanzensalben

Für die Zubereitung einer Pflanzensalbe wird das Kraut in Schweineschmalz nach alter Tradition oder je nach Rezept auch in Kakaobutter, Lanolin-Wollwachsmittel oder Vaseline erhitzt oder regelrecht gebrutzelt.

Wenn Sie ein selbstgemachtes Kräuteröl vorrätig haben, können Sie auch den fertigen Ölauszug (Herstellung siehe Basisrezept Pflanzenöle) ins Wasserbad geben und dazu auf 100 ml Öl ca. 15 g Bienenwachs zufügen. Dann alles verrühren, bis sich das Wachs aufgelöst hat. Anschließend nimmt man das Gefäß aus dem Wasser und rührt im Erkalten weiter, damit sich die beiden Komponenten vollständig vermischen. Wenn die Masse fest geworden ist, in Cremetiegel abfüllen.

Basisrezept Kräuterwein

Kräuterwein hat auch die heilige Hildegard von Bingen beschrieben, besonders bekannt ist ihr Herzwein.

Man nimmt 150 g zerkleinerte Kräuter und füllt sie in einen großen Teebeutel. Mit einem Liter Rot- oder Weißwein übergießen, der je nach Rezept auch erhitzt wird, und die Kräuter dann 2 Wochen bei Zimmertemperatur ausziehen lassen. Dann abfiltern und abfüllen. Um die Haltbarkeit zu verlängern und die Wirkstoffe zu extrahieren, wird dem Wein zusätzlich Schnaps oder Wodka beigemischt, sodass man auf einen Alkoholgehalt von 20 % kommt.

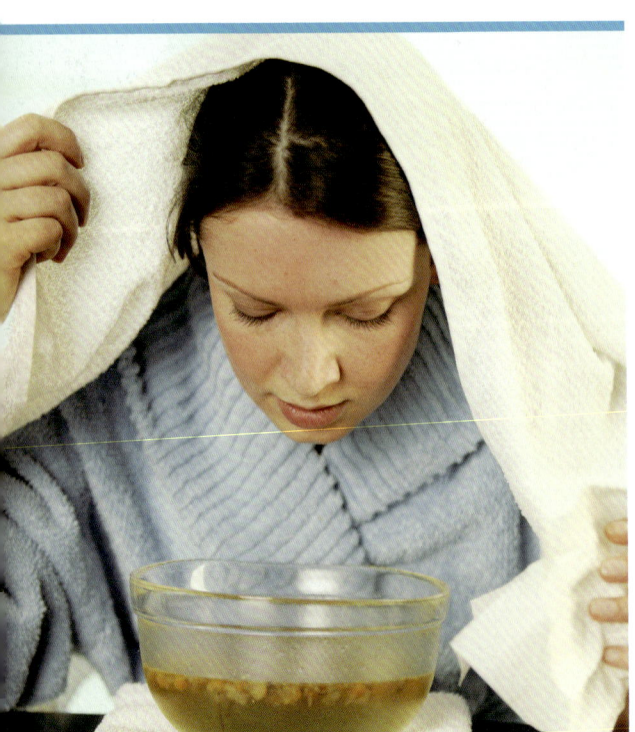

Inhalationen mit verschiedenen Kräutern helfen bei Atemwegserkrankungen und pflegen die Haut.

TIPP

Bei Nasennebenhöhlen- und Stirnhöhlenentzündungen empfehlen sich Inhalationen mit Kochsalz (9 g pro Liter lauwarmes Wasser) oder anderen Inhalationslösungen, z. B. mit einer milden Natronlösung. Kochsalzlösungen sollten nicht länger als 24 Stunden verwendet werden, danach neu ansetzen!

Basisrezept Inhalationen

Eine Inhalation lässt sich gut zu Hause durchführen. Dabei wird Wasserdampf mit entsprechenden Zusätzen wie Kräutern, ätherischen Ölen oder Salz eingeatmet. Das reinigt die Schleimhäute der oberen Atemwege und löst festsitzenden Schleim.

Inhaliergeräte gibt es in der Apotheke. Es geht aber auch mit einer Porzellanschüssel, die Sie auf einen Tisch stellen. Diese füllen Sie bis knapp unter den Rand mit heißem Wasser und geben je nach Beschwerde und ärztlicher Beratung Inhalationszusätze hinein. Dann legen Sie sich ein Handtuch über den Kopf und beugen sich über die Schüssel. Keinesfalls zu tief – sondern immer mit einem »Sicherheitsabstand« von zwei Handbreit, um sich nicht zu verbrennen. Das Handtuch soll so über Kopf und Schüssel gebreitet werden, dass kein Dampf entweichen kann. Nun atmen Sie die aufsteigenden Dämpfe mit tiefen Atemzügen durch Nase und Mund ein. Nach 10–20 Minuten nehmen Sie das Handtuch vom Kopf und waschen Ihr Gesicht mit lauwarmem Wasser ab. Anschließend nicht sofort ins Freie gehen.

Basisrezept für Wickel und Umschläge

Für Umschläge und Wickel brauchen Sie je nach Verwendung zwei Baumwolltücher und ein Außentuch zum Umschließen des Wickels und um die Körperregion warm zu halten. Als Zwischentuch kann zum Beispiel eine Plastikfolie (nicht bei Säuglingen) verwendet werden. Damit schützen Sie Ihre Kleidung und Umgebung auch vor Nässe. Für das Außentuch kann auch ein Frottierhandtuch herhalten. Heftpflasterstreifen helfen, die Tücher zu fixieren.

Für einen Kräuterumschlag bereiten Sie einen starken Tee mit dem Kraut Ihrer Wahl. Darin tauchen Sie das Baumwolltuch, wringen es aus und geben es auf die betroffene Körperstelle. Darüber fixieren Sie das Zwischentuch mit Heftpflaster oder einer Mullbinde und darüber, falls es sich beispielsweise um einen Ganzkörperwickel handelt, das Außentuch. Wickel sollten öfter wiederholt werden.

Ein warmer Umschlag, wie er beispielsweise bei Blasenentzündungen zu empfehlen ist, sollte mehrmals am Tag für 30 Minuten angelegt werden.

Ein kalter Umschlag, der bei Schwellungen hilft, muss häufig erneuert werden, um den Kühleffekt zu erhalten. Ein kalter Umschlag sollte eine Temperatur von 18–23 °C haben.

Basisrezept für Kräutersäckchen

Bei Ohrenschmerzen sind Kräutersäckchen das Mittel der Wahl. Dafür werden die Kräuter in ein Baumwollsäckchen, es kann auch ein Baumwolltaschentuch sein, gegeben. Erwärmen Sie das Ganze nun auf einer Wärmflasche oder im Winter auch auf der Heizung. Auch über Wasserdampf ist die Erwärmung möglich. Das warme Beutelchen fixieren Sie dann mit einem Schal, Stirnband oder einer Mütze am Ohr. Sobald es abgekühlt ist, erwärmen Sie es erneut. Als Regel gilt, man kann das Säckchen so oft erwärmen, wie man den typischen Kräuterduft noch wahrnimmt.

Basisrezept Kräuterkissen

Nehmen Sie einen Kissenbezug mit Reißverschluss oder auch kleine Baumwollbeutelchen, die mit getrockneten Kräutern befüllt werden. Das können Rosenblüten, Thymian, Kamille, Lavendel, Melisse u. a. sein. Bei großen Kissen kann beispielsweise Farnkraut als Füllsubstanz dienen.

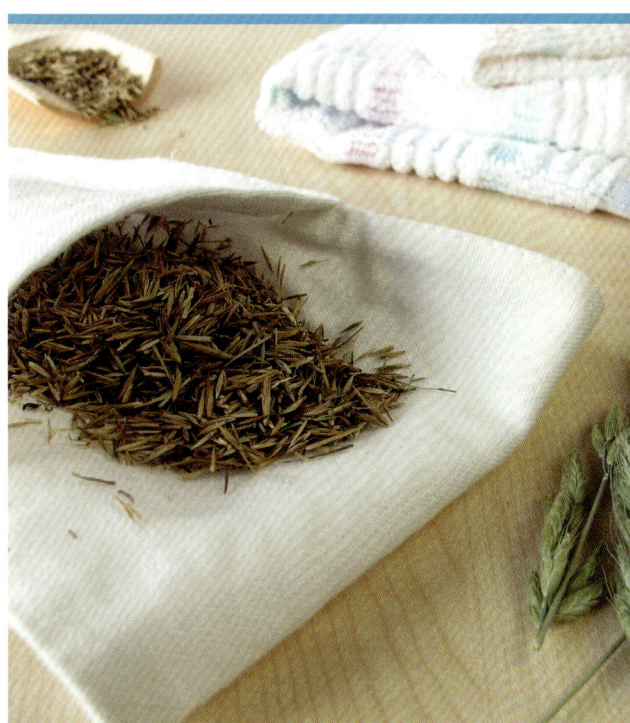

Heilkräuter tragen in Duftkissen zur Entspannung bei und helfen beispielsweise beim Einschlafen.

Kräuter und Gewürze immer parat

Der Begriff Kräuter wird nicht nur für die typisch krautigen Pflanzen, sondern ebenso für verholzende Pflanzen wie Rosmarin verwendet. Auch eine Unterscheidung zwischen Heil- und Gewürzkräutern ist nicht strikt möglich, denn oft haben Kräuter sowohl würzende als auch heilende Eigenschaften. Rosmarin beispielsweise wird ebenso in Heiltees wie in der Küche als Gewürz verwendet. Daneben können aus Rosmarin Öl zum Einreiben und Essig zum Verfeinern von Speisen hergestellt werden, er kann in Kräuterliköre gemischt werden, ist aber auch für Tinkturen und Salben geeignet. Je nach Verwendungszweck fungieren Kräuter auch als Duftkräuter, wenn wir sie für Potpourris und

Kräuterkissen, aber auch für Cremes und Badezusätze gebrauchen möchten.

Die Palette an Anwendungsmöglichkeiten ist riesengroß, allein an essbaren Wildkräutern werden in unseren Landen 15 000 Sorten beschrieben. Eine Gruppenklassifizierung wird dabei nicht so wichtig sein, Kriterien sind der medizinische Verwendungszweck wie auch der persönliche Bedarf.

Kräuter selbst ziehen

Gewürz- und Heilkräuter können Sie auch auf dem Balkon oder sogar auf der Fensterbank hegen und pflegen.

Mit Schnittlauch, Petersilie, Basilikum und frischem Dill haben Sie schon einen Grundstock an Küchenkräutern, mit dem Sie Ihre Familie oder Gäste jederzeit überraschen können. Sie werden es Ihnen sicher danken, wenn Sie künftig im Handumdrehen belebende Geschmackserlebnisse auf den Tisch zaubern. Es macht aber auch selbst Freude, mit allen Sinnen zu genießen. Schon ein kleines Blättchen Grün auf dem Teller sendet Botschaften in unserem Körper aus, die von Lebendigkeit sprechen. Und in frischem Gemüse, Obst und Kräutern sind weitaus mehr Vitalstoffe enthalten als in einem Produkt, das schon wochenlang in Lagerhaltung überdauert hat.

Ihren Pflanzenvorlieben sind keine Grenzen gesetzt, Sie sollten sich dabei aber nicht nur auf die üblichen Kräuter wie Schnittlauch und Petersilie beschränken, sonst entgeht Ihnen etwas.

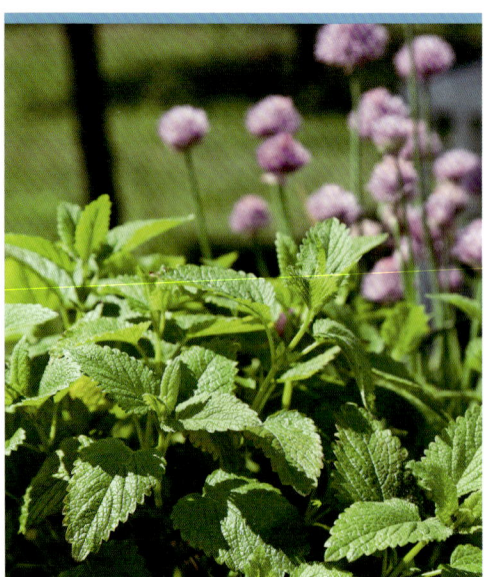

Für einen kleinen Kräutergarten mit Minze, Melisse & Co. ist eigentlich überall Platz.

Kräuter und ihre Verwendung

	Botanischer Name	Verwendung als	Bemerkungen
Rosenmelisse / Bergamotte	*Monarda fistulosa*	Gewürzkraut Heilkraut, Teekraut, Duftkraut	Hilft bei Übelkeit, Blähungen, Menstruationsbeschwerden und Erbrechen; wird in der Aromatherapie bei Depressionen oder zur Stärkung der Abwehrkräfte eingesetzt.
Zitronenmelisse	*Melissa officinalis*	Gewürzkraut, Heilkraut, Teekraut, Duftkraut	Hilft bei Nervosität, Erkältungen, Magen-Darm-Beschwerden, Migräne; die aromatischen Blätter passen zu zahlreichen Gerichten.
Pfefferminze	*Mentha piperita*	Gewürzkraut, Heilkraut, Teekraut, Duftkraut	Hilft bei Gallenproblemen, wirkt anregend auf die Gallensaftproduktion, krampflösend, antimikrobiell und antiviral.
Ananassalbei	*Salvia rutilans*	Teekraut, Duftkraut, Kübelpflanze	Hilft bei Erkältung und Husten.
Zitronenthymian	*Thymus × citriodorus*	Gewürzkraut, Heilkraut, Duftkraut	Hilft bei Verdauungsproblemen und Husten; wird bei Wild-, Fisch- und Pizzagerichten zum Würzen verwendet.
Ananasminze	*Mentha suaveolens*	Teekraut, Duftkraut	Teekraut; ist aber auch in der Küche für die Verfeinerung von Suppen, Salaten oder Süßspeisen verwendbar.
Oregano	*Origanum vulgare*	Gewürzkraut, mediterranes Kraut, Duftkraut	Desinfizierender Heiltee; Würzkraut für Pasta, Pizza.
Basilikum	*Ocimum basilicum*	Gewürzkraut	Standardgewürz in der italienischen Küche und Heiltee.
Rotlaubige japanische Petersilie	*Cryptotaenia japonica* f. *atropurpurea*	Gewürzkraut, Duftkraut	Wird gerne für Salate oder Wokgerichte verwendet
Rosmarin 'Arp'	*Rosmarinus officinalis*	winterhartes Gewürzkraut, Heilkraut, Teekraut, Duftkraut	Wirkt verdauungsfördernd, herz- und nervenstärkend, kreislaufanregend.

Verschleierte Allergene

Als ob eine Allergie nicht schon genug Stress für den Körper wäre, machen sogenannte Kreuzallergien das Leben zusätzlich schwer. Etwa 12,5 Millionen Menschen leiden beispielsweise an Heuschnupfen. Allergiker können ein Lied davon singen, wie diese unangenehmen körperlichen Reaktionen ihren Alltag belasten. Das sind beispielsweise Juckreiz, Hautrötungen, Hautausschläge oder Schwellungen und Brennen im Mund, geschwollene, tränende Augen und triefende Nasen. Allergiker sollten deshalb immer zuerst ausprobieren, welche Kräuter sie gut vertragen.

Insgesamt sind über 20 000 allergieauslösende Stoffe bekannt. Grundsätzlich kann jeder Stoff aus unserer Umwelt zum allergieauslösenden Angreifer auf unser Immunsystem werden. Vom harmlosen Grashalm, köstlichen Obst bis zu Tierhaaren oder Nussschokolade. Andere Allergene gelangen zu uns über Medikamente, Insektenstiche, Umweltgifte oder Pollen und unzählige weitere Einzelsubstanzen.

Häufig vergeht viel Zeit, bis man Allergien wahrnimmt oder gar reflektiert, wie diffus Kreuzallergien zusammenhängen. Wer denkt denn schon daran, wenn man auf Birkenpollen reizempfindlich ist, dass nicht auszuschließen ist, dass der Körper auch auf Basilikum, Dill oder Kartoffeln abwehrend reagiert. Oder dass es bei einer Nickelallergie richtig kompliziert wird, weil dann auch Meeresfrüchte, Kakao, Haferflocken und Nüsse Reaktionen auslösen und gemieden werden müssen.

Definitive Aussagen kann man leider nicht machen, da jeder Körper einzigartig ist und viele weitreichende Zusammenhänge eine Rolle spielen. Daher können an dieser Stelle die Vorschläge nur eine Anregung zum Experimentieren sein. Um sich einen Überblick zu verschaffen, schauen Sie sich einmal die Tabelle an.

TIPP Die meisten allergenen Stoffe sitzen z. B. bei Äpfeln unter der Schale; geschält sind Äpfel dann meist auch für Allergiker genießbar. Boskop und Gloster weisen weniger Allergene auf als Apfelsorten wie Golden Delicious, Granny Smith oder Jonagold. Eingefrorene Gemüse und Kräuter sowie getrocknete Kräuter sind zumeist besser verträglich als frische Produkte.
Beim Kochen werden durch die Hitze die allergieauslösenden Eiweiße zerstört und machen Gemüse wie Kartoffeln, Möhren u. a. bei vielen Allergikern wieder genießbar.
Allergiker können sich einen Pollenflugkalender besorgen und die aktuellen Vorhersagen im Radio oder Fernsehen beachten.
Bei einer Schimmelpilzallergie sollten Sie mit Zimmerpflanzen vorsichtig sein und im Schlafzimmer gar keine aufstellen.
Stofftiere der Kinder, die nicht waschbar sind, kann man bei mindestens −18 °C in das Gefrierfach legen, das hilft ganz gut.
Es gibt auch spezielle Schutzbezüge für Matratzen und Bettdecken, die undurchlässig für Milben sind.

Kreuzreaktionen

mit Pollen und Lebensmitteln

Baumpollen	Eiche, Edelkastanie, Hainbuche, Hasel, Rotbuche, Erle
Nüsse und Samen (mit Öl)	Cashewnüsse, Mandeln, Pistazien, Haselnüsse
Obst	Äpfel, Litschis, Mangos, Pflaumen, Aprikosen, Avocados, Bananen, Birnen, Kirschen, Kiwis, Pfirsiche
Kräuter und Gewürze	Liebstöckel, Majoran, Oregano, Pfefferminz, Thymian, Anis, Basilikum, Chilipfeffer, Dill, Koriander, Kümmel
Gemüse	Karotten, Kartoffeln, Sellerie, Tomaten, Fenchel

mit Gräsern

Getreidesorten	vor allem Roggen, Weizen
Gemüse	Erbsen, Gurken, Kartoffeln, Kürbis, Linsen, Sojabohnen, Tomaten
Obst	Bananen, Melonen
Kräuter und Gewürze	Basilikum, Thymian, Chilipfeffer, Majoran, Oregano, Pfefferminze

mit Beifuß

Kräuter und Gewürze	Liebstöckel, Kümmel, Löwenzahn, Muskat, Anis, Oregano, Chilipfeffer, Dill, Estragon, Ingwer, Majoran, Kamille, Pfefferminze, Thymian, Wermut, Zimt, Basilikum
Obst	Litschis, Mangos, Melonen, Avocados, Kiwis

mit Birkenpollen

Kräuter und Gewürze	Majoran, Oregano, Pfefferminz, Thymian, Anis, Basilikum, Chilipfeffer, Dill, Koriander, Kümmel, Liebstöckel
Obst	Avocados, Bananen, Birnen, Kirschen, Kiwis, Litschis, Mangos, Pfirsiche, Pflaumen, Äpfel, Aprikosen

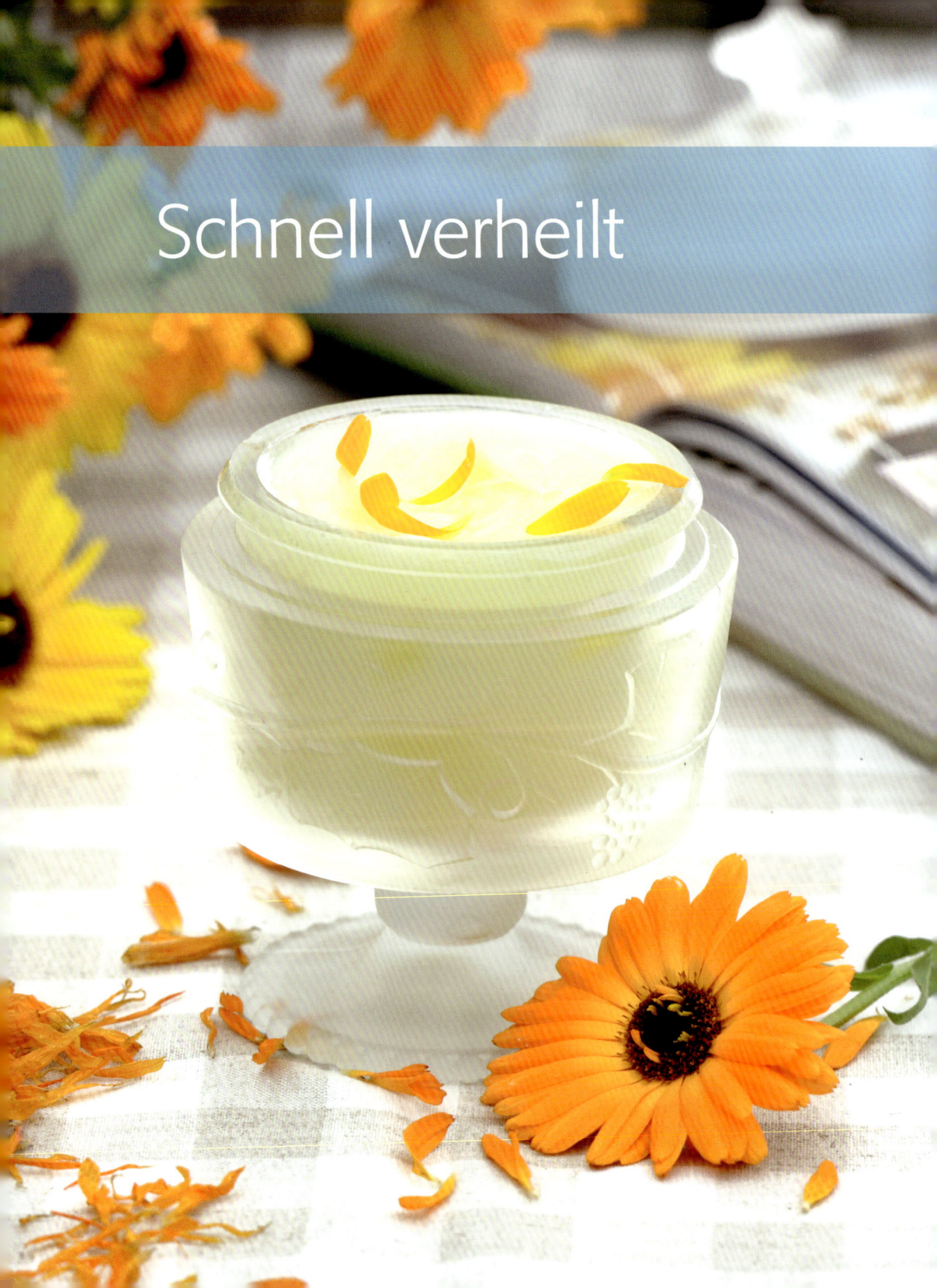

Schnell verheilt

Das hilft bei Sonnenbrand

Der nächste Urlaub naht, der Sonnenbrand vielleicht auch. In unseren europäischen Regionen wird die Haut während der kühleren Jahreszeiten geschont und mit den ersten, schon recht intensiven Sonnenstrahlen im Frühjahr auf den Sommer eingestimmt. Im Urlaub nimmt man sich meist nicht die Zeit zur Eingewöhnung, die der Körper braucht, um eigene Schutzmechanismen aufzubauen. Die Urlaubstage sind knapp bemessen, und man möchte doch gerne braun aus den Ferien zurückkommen.

Zum Glück gibt es »Retter in der Not«, wenn die Haut gerötet ist und Anzeichen für eine Entzündung vorliegen: Trinken Sie dann erst einmal viel Wasser, um einer körperlichen Austrocknung vorzubeugen. Als Nächstes können Sie eine kühle Dusche nehmen oder ein feuchtes, kühles Handtuch auflegen. Vor Jahren war man noch der Ansicht, dass Eiswürfel helfen. Heute ist man wieder etwas klüger und rät davon ab, weil die Unterkühlung, die dabei entsteht, eher die körpereigene Abwehr reduziert. Das »Kühlwasser« sollte also eher lauwarm sein. Um einen »Hitzestau« auf der Haut zu vermeiden, ist von althergebrachten Hausmitteln wie dem Einreiben mit Ölen oder auch Auftragen von Puder Abstand zu nehmen. Bei schweren Verbrennungen mit Schüttelfrost, Hautblasen und Übelkeit kommen Sie an einem Arztbesuch aber nicht vorbei.

Aufgrund der schwindenden Ozonschicht erreichen zunehmend mehr UV-B-Strahlen die Erdoberfläche. Die unsichtbaren Strahlen werden in zwei Typen unterteilt, in einen A-Typ und einen B-Typ. Bislang glaubte man, dass nur Typ B die oberen Hautschichten verbrennen könne, inzwischen ist auch belegt, dass UV-A-Strahlen die Haut schädigen. Unabhängig davon, ob Sie in die Berge, ans Meer oder in sonnenverwöhnte Länder reisen, ist deshalb ein Sonnenschutz mit einem entsprechenden Lichtschutzfaktor immer erforderlich.

Kräuter, die helfen: Aloe vera, Jogurt, Quark, schwarzer Tee und mehr

Zarte Kinderhaut

Die Haut und der Kopf, speziell die Ohren, kleiner Kinder, sind sehr empfindlich, ein Lichtschutzfaktor unter 15 kommt bei Kindern nicht infrage. Eine Kopfbedeckung schützt außerdem die sensiblen Stellen. Nach dem Planschen im Wasser machen Sie nichts falsch, wenn Sie das Kind erneut eincremen, obwohl Kinderschutzlotionen wasserfest sind. Am zuverlässigsten sind wahrscheinlich Lotionen, die mit natürlichen mineralischen Filtersubstanzen wie Titandioxid und Zinkdioxid verarbeitet wurden. Denken Sie auch daran, dass die Sonnencreme oder das Sonnenspray, um wirksam zu werden, rund 20 Minuten Zeit braucht. Am besten beginnt das Eincremen schon zu Hause oder noch im Hotelzimmer. Beim Herumtollen ist ein dünnes T-Shirt besonders bei kleinen Kindern zusätzlich sinnvoll. Was die meisten Menschen gar nicht wissen: Ein dünnes Hemdchen bietet auch nur etwa 60 % Sonnenschutz.

Gute Hausmittel

Naturjoghurt für ein saures Milieu

Die im Naturjoghurt enthaltenen Bakterienstämme sorgen für ein saures Milieu und reparieren dadurch den Säureschutzmantel der Haut.

- Die Sonnenbrandstellen mit Naturjogurt eincremen. 20 Minuten einwirken lassen.
- Den Joghurt mit lauwarmem Wasser abwaschen. Seifenprodukte sollten Sie dabei nicht nehmen, sie zerstören den noch vorhandenen Säurelipidmantel der Haut.

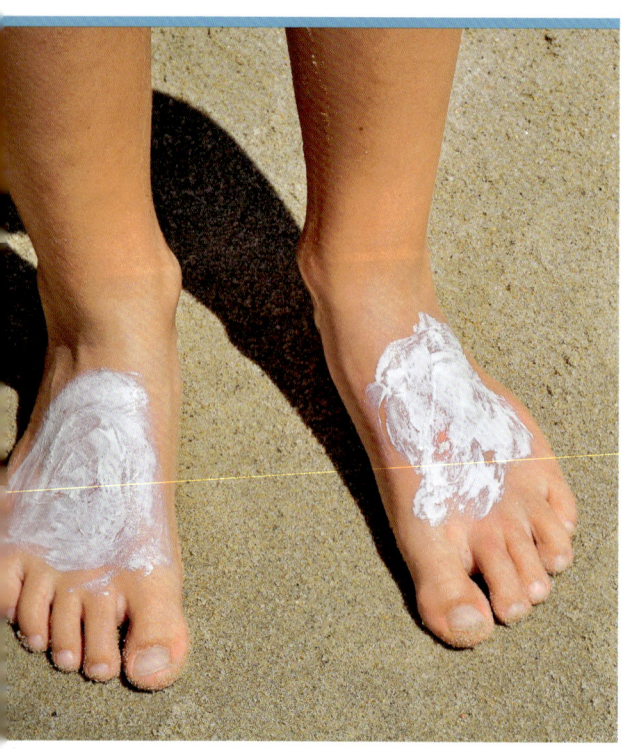

Bei Sonnenbrand kann Naturjoghurt die Haut kühlen und regenerieren. Auf Brandblasen ist von Joghurt allerdings abzuraten.

Quarkauflagen

Quark ist nicht nur ein gutes Mittel bei Halsentzündungen, sondern durch seine Milchsäurebakterien auch bei entzündlichen Hautschäden. Quark trocknet allerdings schnell aus, dann klebt er an der Haut fest und das Entfernen tut gerade bei Sonnenbrand weh. Deshalb den Quark dick auf ein geeignetes dünnes Tuch streichen, auf die betroffene Körperstelle legen und ein feuchtes Tuch darüberlegen. Nehmen Sie jedoch keinesfalls Quark, wenn offene Wunden vorliegen, wie beispielsweise Sonnenbrandblasen.

Schwarzer Tee

Bei durch zu langes Sonnenbaden geröteten Augenlidern hilft schwarzer Tee. Nehmen Sie dazu einen Teebeutel, den Sie ganz kurz in heißes Wasser eintauchen, leicht ausdrücken und abgekühlt auf die Lider legen. Die Gerbsäure aus den Teeblättern wirkt adstringierend.

Natron-Basenpulver

Natron, also Natriumhydrogencarbonat, ist eher aus der Küche als Backnatron bekannt. Das preiswerte Basenpulver kann man in jedem Supermarkt kaufen. Bei Sonnenbrand hilft Natronwasser.

- Etwa einen Teelöffel Natron auf einen Liter Wasser geben. Gut verrühren.
- Ein Tuch damit tränken und auf die betroffenen Stellen legen oder alternativ ein T-Shirt tränken und überziehen.
- Bei Bedarf mehrmals täglich wiederholen.

Aloe vera

Im Urlaub in südlichen Ländern werden Sie bei Sonnenbrand oder leichten Verbrennungen vielleicht zu einer »Hautspezialistin« greifen, die dort einfach in der freien Natur wächst oder Anlagen und Straßenränder ziert: die Aloe vera. Von dem überaus heilkräftigen Liliengewächs kann man im Notfall schnell eines der dicken, fleischigen Blätter abnehmen oder auch vorsorglich für leichte Verbrennungen vorbereiten. Aloe-vera-Blätter halten sich auch einige Zeit im Kühlschrank.

Aloe vera hilft bei Hautverletzungen und Hautirritationen sehr gut und wirkt entzündungshemmend. Außerdem vermindert das kühlende und befeuchtende Gel auch Narbenbildung bei Sonnenbrandblasen und beschleunigt durch ihre die Zellteilung anregenden Inhaltsstoffe die Heilung.
Wegen ihrer zahlreichen positiven Eigenschaften ist die ursprünglich in Wüstengegenden heimische, auch »Wüstenlilie« genannte Aloe vera schon seit über 6000 Jahren als Heilpflanze in Gebrauch wie auch als Bestandteil von Kosmetika.

TIPP Aloe vera ist eine seit langem bekannte Erste-Hilfe-Pflanze. Bevor ihr kühlendes Gel verwendet werden kann, muss das abgeschnittene Blatt zunächst ausbluten, das heißt, der bei frisch geschnittenen Blättern anfangs austretende Saft, der das Aloin enthält, muss vollständig auslaufen.

- Der gelbliche Saft enthält Aloin, ein starkes Abführmittel, das dem menschlichen Organismus schadet. Warten Sie ab, bis dieser vollständig ausgetreten ist.
- Schneiden Sie nun mit einem Messer die Kanten des Blattes ab, dann wird vorsorglich die alte Schnittstelle entfernt, um das nächste Stück beliebig groß abzuschneiden.
- Holen Sie nun das Gel heraus und reiben Sie die betroffenen Hautstellen großzügig damit ein.

Wiederholen Sie die Prozedur sooft es geht. Bei stark verbrannter Haut beispielsweise zieht es sehr schnell ein, dann warten Sie 15 Minuten und wiederholen die Prozedur.

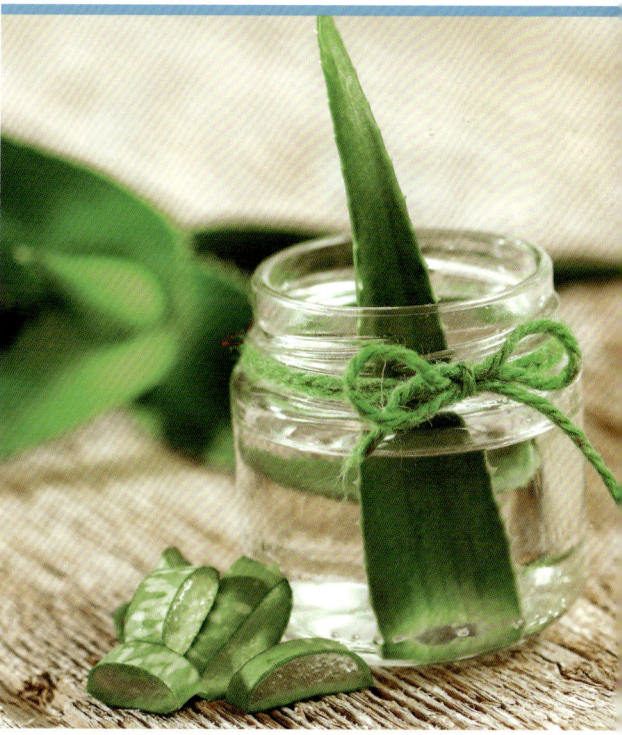

Aloe vera zählt zu den ältesten Heilpflanzen der Welt und wird seit Langem in der Kosmetik eingesetzt. Ihr Gel hilft auch bei Hautbeschwerden.

Verstaucht, gezerrt, geprellt – das hilft

Es kann schnell passieren, beim Sport, beim Spaziergang oder im Haus – man stößt sich irgendwo oder rempelt etwas an, und Stunden später sehen wir die Weichteilschwellung, die noch von einem blau-violetten Bluterguss gekrönt ist. Diese Blutergüsse sind das Resultat von beschädigten Blutgefäßen, die durch einen Stoß oder Schlag aufbrechen und in das umliegende Gewebe eindringen.

Wenn möglich, werden stumpfe Verletzungen wie Verstauchungen, Blutergüsse oder Prellungen vor einer Behandlung mit Kräuterrezeptu-

ren erst einmal gekühlt, um die Schwellung zu mildern. Das kann mit Quarkwickeln oder einem in eiskaltem Wasser getränkten Waschlappen geschehen.

Kräuter, die helfen: Beinwell, Arnika, Ysop und Johanniskraut

Beinwell

Zu früheren Zeiten wurde der bis zu 1,5 Meter hoch werdende, rau-behaarte Beinwell (*Symphytum officinale*) insbesondere bei Knochenbrüchen hinzugezogen. Der wichtige Wirkstoff Allantoin steckt in den Wurzeln, die man im Spätherbst ausgräbt und zu Hause mit einer Bürste unter fließendem Wasser von Erde befreit. Dicke Stücke werden in der Mitte geteilt, auf eine Schnur gefädelt und an einem luftigen Platz zum Trocknen aufgehängt.

Neben Allantoin enthält Beinwell den durchblutungsfördernden Wirkstoff Cholin, Gerbstoffe, Flavonoide, Schleimstoffe sowie Rosmarinsäurederivate. Allantoin löst Wundsekrete auf und regt bei Knochenbrüchen die Gewebeneubildung an. Äußere Anwendungen sind zu empfehlen bei allen Knochen- und Gelenkschmerzen, Knochenbrüchen, Prellungen, Zerrungen, Sehnenscheidenentzündungen, Verstauchungen oder Quetschungen, Überbeinen oder auch bei Gelenkarthrosen.

Die Blüten des heilkräftigen Beinwells sind ein Magnet für Hummeln und Bienen.

Absud aus Beinwellwurzeln

- 100 g getrocknete Beinwellwurzeln etwa 30 Minuten in kaltem Wasser quellen lassen, dann 10 Minuten in einem Liter Wasser kochen. Anschließend die Wurzeln absieben.
- In dem gewonnenen abgekühlten Absud ein Baumwolltuch für die Umschläge tränken.
- Den Umschlag auf der Haut lassen, bis er nicht mehr kühlt, dann erneuern und frisch auflegen.

Beinwellsalbe

- Einige ganz klein geschnittene Stücke Beinwellwurzel in Schweineschmalz kurz brutzeln.
- Das Ganze über Nacht in dem Fett ziehen lassen.
- Am nächsten Tag etwas erwärmen, um durch ein Sieb abfiltern zu können.

Vorsicht geboten

Beinwellwurzel enthält sogenannte Pyrrolizidinalkaloide, die im Verdacht stehen, die Leber zu schädigen. Daher ist Beinwell nicht zur inneren Anwendung zugelassen. Es wird empfohlen, Beinwellrezepturen nicht auf offene Wunden aufzutragen und nur die Wurzel zu verwenden. Beinwell sollte auch nicht in der Schwangerschaft und Stillzeit gebraucht werden.

- Das flüssige Fett gleich in ein kleines Cremetöpfchen gießen. Etikettieren Sie den Tiegel mit Inhaltsangabe und Datum.

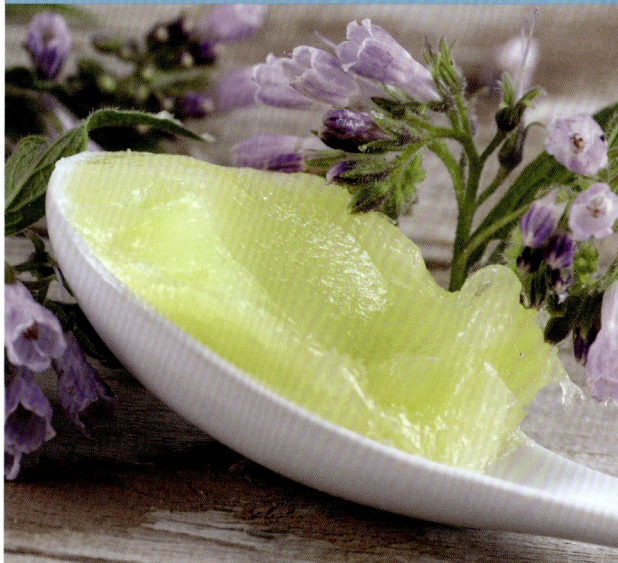

Beinwellwurzel-Öl wirkt, auf die Haut aufgetragen, heilend bei Ekzemen und schmerzlindernd.

Beinwellsalbe kann man aus Schweineschmalz herstellen oder aus Beinwellwurzel-Öl und Bienenwachs.

Arnika

Die gelb blühende Arnika ist ein unschätzbares Heilmittel, selbst bei inneren Verletzungen und Prellungen, wie sie durch extreme Situationen entstehen können. Arnika wird als homöopathisches Mittel oder auch als Gel, Salbe, Öl oder Tinktur je nach Bedarf für innere und äußere Anwendungen verwendet. Arnika steht unter Naturschutz, darf also nicht gesammelt werden. Sie kann aber auch im Garten angebaut werden. Nebenwirkungen in Form von Allergien sind nicht auszuschließen. Von einer Langzeittherapie mit Arnika wird abgeraten.

Arnikatinktur mit Yosp und Salbei

Arnika, aber auch Ysop, ist als Auflage bei Hämatomen wirksam und lindert gleichzeitig die Schmerzen bei aufgetretenen Schwellungen, zum Beispiel bei gequetschten Fingern.

- 20 g Arnikablüten mit einigen Ysop- und Salbeiblättern mischen und mit 250 ml hochprozentigem Alkohol vermischen.

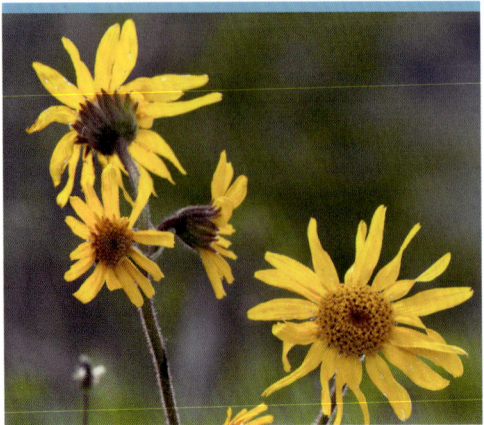

Arnika steht unter Naturschutz!

- 12 Tage ruhen lassen. Ab und zu umdrehen.
- Das Kraut aus der Lösung herausfiltern. Die Tinktur in einer Braunglasflasche aufbewahren.

Johanniskraut

Ein sehr bewährtes Heilkraut ist auch das Johanniskraut. Außer bei Depressionen kommt es äußerlich bei Muskelschmerzen, Traumata und allen hier erwähnten Verletzungen zur Anwendung. Sie können Johanniskrautöl selbst herstellen, um für zahlreiche Beschwerden immer ein heilendes Öl auf Vorrat im Haus zu haben. Achten Sie beim Kauf von standardisiertem Johanniskraut auf eine optimale Dosierung und lesen Sie die Inhaltsangabe genau durch. Damit das Kraut wirksam werden kann, wird bei mittelschweren Depressionen eine Tagesdosis von 850 mg Johanniskrautextrakt empfohlen. 850 mg Extrakt entsprechen beispielsweise 4250 mg Johanniskraut.

Johanniskrautöl

- $1/3$ Johanniskrautblüten in ein Schraubglas geben und die Blüten mit $2/3$ Sonnenblumen- oder Olivenöl aufgießen, sodass sie vollständig bedeckt sind.
- Die Mischung einige Wochen bei gelegentlichem Schütteln an einen sonnigen Platz stellen.
- Anschließend die Blüten abfiltern und das Öl in ein kleines Fläschchen oder Braunglasflaschen umfüllen.
- Die Flaschen mit Abfülldatum und Inhalt beschriften.

Sommerzeit – Insektenstiche

Abgesehen von allergischen Reaktionen, vornehmlich auf Bienengift, sind Stiche zwar äußerst unangenehm, aber sie verschwinden wieder ohne größere Probleme.

Trotzdem will man etwas zur Hand haben, um die schmerzenden, schwellenden Stichstellen schneller wieder loszuwerden.

Zunächst sollte man feststellen, ob der Stich von einer Wespe oder einer Biene stammt. Bienen stechen normalerweise nur, wenn sie sich bedroht fühlen. Der zurückbleibende Stachel muss vorsichtig mittels einer Pinzette entfernt werden. Bei Wespen sieht das anders aus, sie haben ein aggressiveres Verhalten und sind schnell zur Stelle, wenn draußen etwas Süßes, ein Eis oder gar Pflaumenkuchen, bereitsteht. Bei einem Wespenstich bleibt kein Stachel in der Haut zurück.

Kräuter, die helfen: Gänseblümchen, Zitronenmelisse, Spitzwegerich

Gänseblümchen & Co.

Beim Spaziergang in freier Natur gibt es einfache Tricks, um den Juckreiz nach einem Stich zu lindern: Zerrreiben Sie Gänseblümchen samt Stiel und Blättern an der Stelle. Oder sie nutzen den sogenannten Spitzwegerichknoten.

Wer zuhause gestochen wird, kann auch eine aufgeschnittene Zwiebel auf den Insektenstich auflegen oder Zitronenmelissebätter, die man vorsichtig über die Stichstelle reibt.

Spitzwegerichknoten

Spitzwegerich, das ist der mit den länglichen Blättern.

- Für den Knoten einige Blätter vorsichtig zusammenbinden.
- Mit den Handflächen den Knoten rubbeln, bis Saft austritt. Diesen auf die Stichstelle oder auch kleine Wunden streichen.

Erstickungsgefahr

Sticht die Biene oder Wespe in Mund oder Hals, besteht Erstickungsgefahr und es muss schleunigst ein Arzt aufgesucht werden. Falls Sie Apis in der Potenz C 30, eine homöopathische Substanz aus Bienengift, zur Verfügung haben, kann das eingenommen werden, bis Sie beim Arzt sind. Ansonsten kühlen Sie die Stelle oder den Hals mit Eiswürfeln.

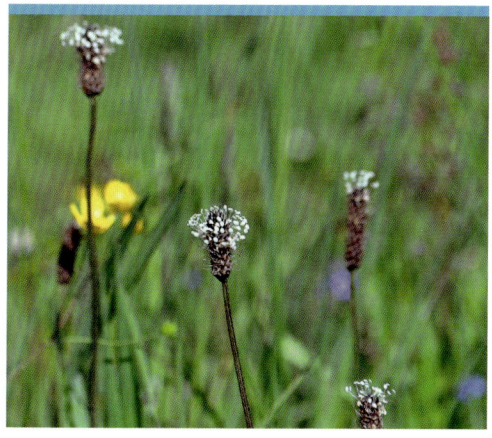

Spitzwegerich: Erste Hilfe bei Insektenstichen

Schürf- und Schnittwunden

Wo Kinder im Haushalt sind, ist der Pflaster- und Salbenvorrat wahrscheinlich immer griffbereit. Ein kleiner Grundstock an Erste-Hilfe-Produkten sollte allerdings in jedem Haushalt zu finden sein, denn es kann schnell mal was passieren. Ein Sturz, und schon hat man eine Schürfwunde am Knie, oder man passt beim Gemüseschneiden nicht auf und erwischt den Finger.

Bei Schürfwunden muss die Wunde erst von anhaftendem Schmutz gereinigt werden. Ist keine Jodlösung zum Desinfizieren und Reinigen im Haus vorhanden, kann das mit einem sauberen, in Mineralwasser oder Kamillentee getränkten Baumwolltüchlein vorgenommen werden, mit dem man vorsichtig und ohne Druck über die abgeschürfte Stelle fährt. Kleine Schnittwunden reinigen sich erst einmal durch Bluten selbst, damit werden Keime und Bakterien herausgeschwemmt. Dann gibt man ein Pflaster drauf, bei tieferen Schnitten einen Druckverband. Ist die Verletzung schlimmer, muss der Arzt entscheiden, ob genäht oder geklammert wird.

Großflächige oder tiefe Wunden müssen innerhalb von sechs bis acht Stunden genäht werden. Kleine, oberflächliche Schürfwunden können dagegen an der Luft schnell abheilen. Um den Heilungsprozess zu beschleunigen, können die Wundränder mit Zinnkraut-, Ringelblumen-, Kamillen- oder Johanniskrautöl (Rezept Seite 28) oder einer entsprechenden Salbe (Grundrezept Seite 15) behandelt werden.

Kräuter, die helfen: Schafgarbe, Zaubernuss, Spitzwegerich, Blutwurz, Salbei, Ringelblume, Johanniskraut, Kamille

Wundbehandlung

Wenn die Wunde eitert und entzündet ist, vielleicht verursacht durch einen Splitter, kann die betroffene Stelle in Kernseife gebadet werden.

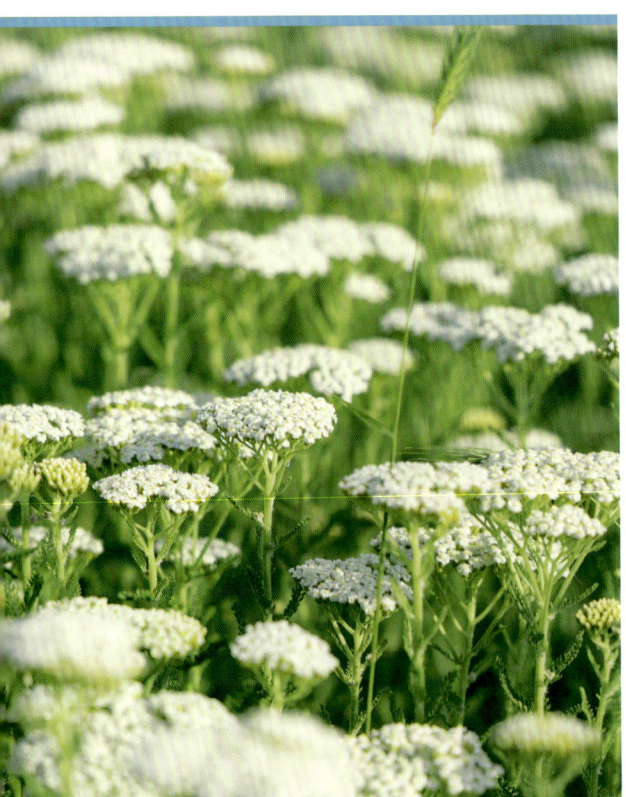

Nicht nur Menschen, auch Tiere lieben die Schafgarbe – vor allem Schafe.

Die Haut weicht dadurch auf und der Splitter kann besser entfernt werden.

Tomaten-Zugpflaster

Legen Sie eine frische Tomatenscheibe auf die Wunde. Das feuchte Innere der Tomate ist keimfrei und öffnet die Wunde.
Antimikrobiell sind außerdem Pflanzen wie Johanniskraut, Schafgarbe, Kamille, Ringelblume, Salbei und der Wirkstoff Propolis. Nässende Wunden heilen schneller, wenn man sie mehrfach mit Kompressen aus adstringierender Eichenrinde oder Zaubernuss betupft. Zaubernuss, auch Hamamelis genannt, Spitzwegerich und Blutwurz haben blutstillende und schmerzlindernde Eigenschaften, sie sind besonders geeignet, wenn eine größere Wunde sich nicht schließen kann und zu Entzündungen neigt. Diese Pflanzen helfen innerlich als Tee getrunken sowie als Kompresse.
Um für Notfälle vorzusorgen, prüfen Sie jährlich Ihre Hausapotheke. Kontrollieren Sie Zustand und Menge der Verbandsstoffe, das Ablaufdatum der Arzneien und ob Pinzette und Verbandsschere da sind.

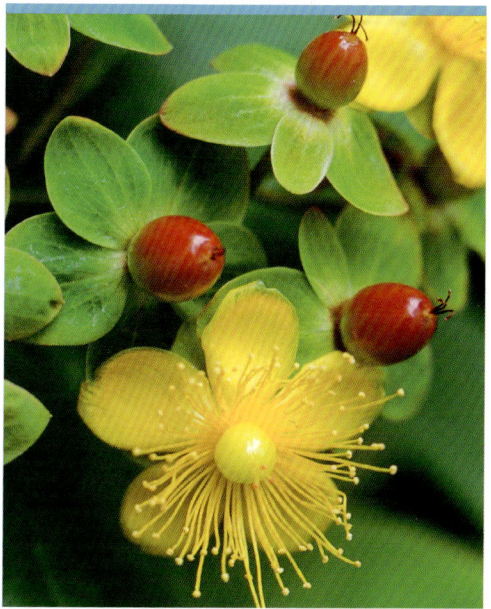

Johanniskraut ist ein Stimmungsaufheller.

Schafgarben-Kompresse

Hildegard von Bingen empfiehlt Kompressen mit Schafgarbe bei eitrigen Wunden. Sie können das Rezept auch abwandeln mit den zuvor beschriebenen Pflanzen.

- 10 g Schafgarbenblätter und -blüten mit einer Tasse (150 ml) kochendem Wasser überbrühen; 1 Minute ziehen lassen.
- Kraut leicht ausdrücken und in ein Tuch einschlagen. Dreimal täglich auflegen.

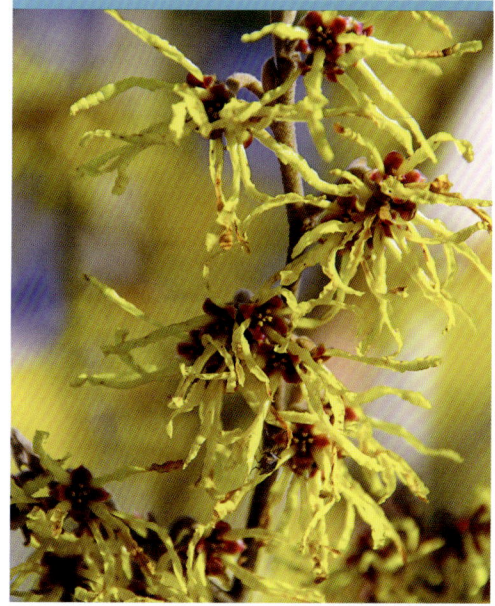

Die Zaubernuss blüht wunderschön im Winter.

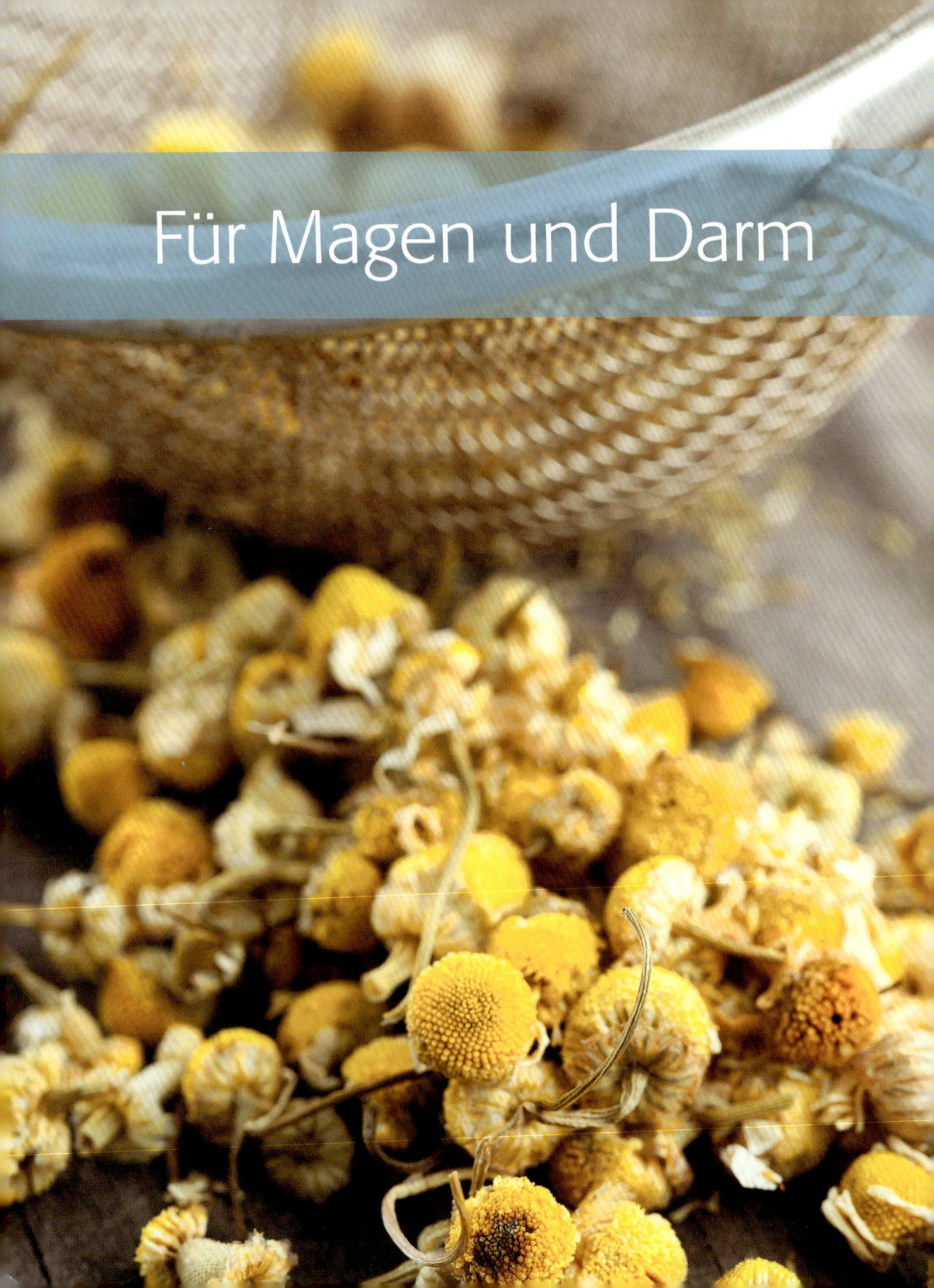

Für Magen und Darm

Wenn's drückt und zwickt

Zahlreiche Beschwerden, die im Bauchbereich auftreten, stufen wir gewöhnlich und vorschnell häufig als Magen-Darm-Erkrankungen ein. Damit ist jedoch nicht die Ursache der Erkrankungen geklärt. Die medizinische Diagnose kann da weiterhelfen und klären, ob die Symptome vom Magen, von der Bauchspeicheldrüse, der Leber oder Galle, dem Dünndarm oder Dickdarm kommen oder eventuell durch eine Laktoseintoleranz verursacht werden.

Empfindliches Organ

In vielen Redewendungen spielt der Magen eine Rolle. Wir sagen etwa: »Das schlägt mir auf den Magen.« Das weist auf ganz besondere Ursachen hin. Bestimmte psychische Belastungen können »nur schwer verdaut« werden und liegen »schwer wie ein Stein im Magen«. Kein Organ reagiert so empfindlich auf seelischen Stress wie der Darm. Vielleicht auch deshalb, weil er tatsächlich 200-mal umfangreicher ist als die Oberfläche unseres Körpers und ihm sehr viel Verantwortung zukommt. Unsere Immunabwehr steckt sozusagen im Darm, zumindest 80 % davon. Außerdem befinden sich im Darm etwa 100 Millionen Nervenzellen. Da kann man sich gut vorstellen, was alles im Körper automatisch abläuft, sobald wir in Trauer, Stress, Sorgen oder Angstsituationen stecken, denn diese Zustände bringen das Organ schnell aus dem Gleichgewicht. Heute sind etwa 500 verschiedene Bakterienarten aus dem Darm bekannt. »Bekannt« heißt,

man hat sie mit Namen versehen, versteht ihre Bedeutung für unseren Körper und kann im Krankheitsfall Rückschlüsse ziehen. Tatsächlich haben wir in unserem Darm aber mehr nützliche und fleißige Bakterien, als die Milchstraße Sterne hat.

Kommen zu den seelischen Belastungen noch Ernährungssünden hinzu, wird das Darmmilieu erheblich gestört. Blähungen, Bauchschmerzen, übelriechender Stuhl, Durchfall oder Verstopfung und auch Müdigkeit sind die ersten Symptome, die sich bemerkbar machen, und sie können sich zu lebensbedrohlichen Zuständen ausweiten.

Kräuter, die helfen: Enzian, Anis, Kalmus, Faulbaum, Rhabarber, Esskastanien, Gänsefingerkraut, Süßholz

Verdauungsfördernder Enzianwurzel-Heilwein

- Einen Esslöffel zerkleinerte gelbe Enzianwurzel, 3 g Anis, 5 g Bitterklee, 5 g Kalmuswurzel, etwas geriebene Bio-Apfelsinenschalen als Bitterstoffe für die Leber in eine weithalsige Glasflasche geben.
- Mit einem Liter Rotwein auffüllen, bis alles bedeckt ist. Die Mischung 2 Wochen ziehen lassen. Währenddessen immer wieder kräftig durchschütteln.
- Den Rotwein in eine saubere Flasche abfiltern und mit Inhalt und Abfülldatum beschriften.
- Ein Schnapsglas voll 30 Minuten vor jeder Mahlzeit einnehmen.

Probleme mit dem Stuhlgang

Bleibt der Stuhlgang drei Tage lang aus, spricht man von Verstopfung. Dann wird es Zeit, etwas zu unternehmen, damit die Giftstoffe im Darm nicht den Körper überlasten, was übrigens häufig auch zu Kopfschmerzen führt. Auch gegen Verstopfung ist ein Kraut gewachsen. Wenn Sie jedoch aufgrund mangelnder Bewegung, zu geringer Flüssigkeitszufuhr oder ballastarmer Ernährung entstanden ist, müssen Sie mehr tun, als mal ein Tässchen Kräutertee zu trinken. Viel Flüssigkeit, mindestens 1½ Liter am Tag, auch wenn wenig Zeit ist, und mehr Gemüse essen, das ist jetzt angesagt. Auch Sauerkraut, schon wegen der nützlichen Milchsäurebakterien, und probiotischer Joghurt wirken Wunder. Eingeweichte Pflaumen sind ein alter Geheim-Tipp, Birnensaft kann aber auch helfen.

Kamillentee bei Stuhlverhärtung

Falls der Stuhl wie kleine »Kaninchenköddel« aussieht, ist Stuhlverhärtung im Spiel.

- Einen Teelöffel Kamillenblüten mit einer Tasse kochendem Wasser (150ml) übergießen.
- Den Aufguss etwa 10 Minuten abgedeckt ziehen lassen. Danach abfiltern.
- Einen Teelöffel Honig und einen Teelöffel Lein- oder Olivenöl gut einrühren. Davon dreimal täglich eine Tasse trinken.

Faulbaum bei Verstopfung

Immer wiederkehrende oder hartnäckige Verstopfung kann man mit einer Faulbaumtee-Kur bekämpfen. Faulbaumrinde und auch Senna, die Anthranoide enthalten, haben stark abführende Eigenschaften. Fertige Teemischungen mit diesen Pflanzenteilen sind apothekenpflichtig. Man nimmt sie nicht über einen längeren Zeitraum wie angegeben zu sich. Ergänzend zum Tee kann noch Flohsamen oder Leinsamen eingenommen werden, das bindet die Fäulnisbakterien und führt den Stuhl leichter ab.

Faulbaum-Tee

- 10 g Faulbaumrinde, 10 g zerstoßenen Fenchel, 10 g Kreuzdornbeeren, 5 g Brennnessel, 5 g Schafgarbe mischen.
- Für den jeweiligen Gebrauch zwei Esslöffel der Mischung in eine Kanne geben und mit einem Liter kochenden Wasser übergießen. Den Aufguss 10–15 Minuten ziehen lassen.
- Den Tee über den Tag verteilt 2–3 Wochen lang trinken.

Indischer Flohsamen

Aufquellende ballast- und schleimstoffhaltige Pflanzen wie Leinsamen, Flohsamen oder Weizenkleie sollten Sie auf jeden Fall bei Verstopfung versuchen. Flohsamenschalen, auch Psyllium genannt, haben es in sich, sie sind in der Lage, das 50-Fache an Wasser zu binden. Dadurch erhöht sich das Stuhlvolumen und wird durch die Schleimstoffe zusätzlich wie mit einem Schutzfilm ummantelt und somit leichter abgeführt. Außerdem wird das Wachstum darmfreundlicher Bakterien gefördert.

Flohsamen kann man gar nicht genug loben, bei allen Magen-Darm-Problemen ist er wegen seiner vielfältigen Heilwirkungen als begleitende Maßnahme zu allen anderen Anwendungen unschätzbar.

Aber: Nicht bei Darmverschluss einsetzen.

Tee aus Rhabarberwurzelpulver

Rhabarberwurzel wirkt innerlich angewendet appetitanregend, abführend und verdauungsfördernd, äußerlich eingesetzt hilft er gut bei Hautkrankheiten.

- Einen Teelöffel Rhabarberwurzelpulver mit ¼ Liter heißem Wasser aufgießen.
- 10 Minuten ziehen lassen und filtern.
- Bei Verstopfung und Hämorrhoiden am Abend eine Tasse trinken.

Notfallplan bei Durchfall

Bei starkem Durchfall sollte für 24 Stunden auf das Essen verzichtet werden. Viel trinken ist jetzt wichtig. Der Körper braucht auch Salz. Geben Sie daher auch etwas Salz ins Trinkwasser, um den Elektrolythaushalt zu stabilisieren. Salzstangen haben einen ähnlichen Effekt. Elektrolyte sind zum Beispiel Natrium, Kalium, Kalzium, Magnesium, Chlorid und Phosphor, die der Körper für zahlreiche Stoffwechselvorgänge braucht.

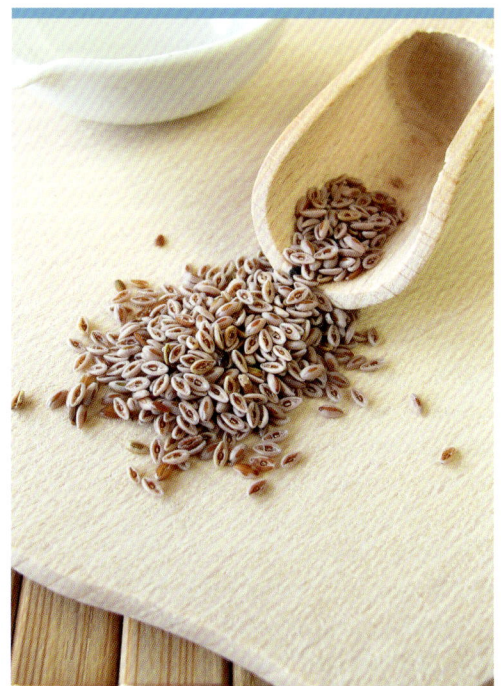

Indischer Flohsamen wirkt vergleichbar mit Leinsamen und hilft bei Verdauungsbeschwerden.

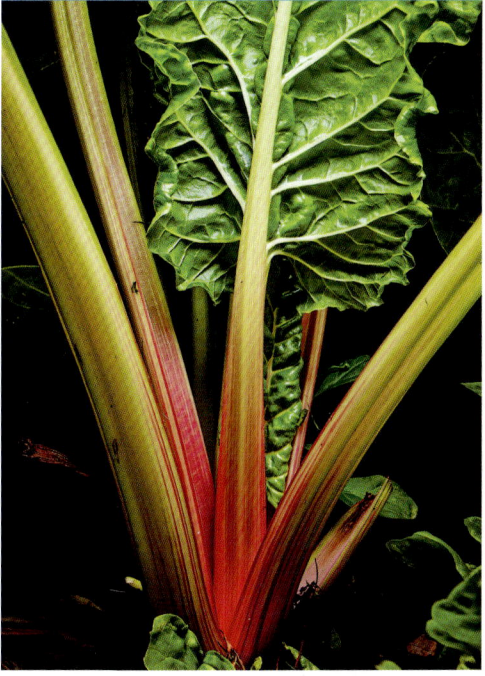

Nicht jedem schmeckt Rhabarber. Aber die Wurzeln haben eine heilkräftige Wirkung.

Die Sache mit dem Bauchweh

Manchmal reagiert der Darm auf zu hastiges Essen oder Trinken mit Blähungen, er sagt Ihnen damit, dass Sie damit aufhören sollen. Aber auch Hülsenfrüchte oder Kohl und Bohnen verursachen Blähungen. Treten zusätzlich Bauchschmerzen auf, Völlegefühl und Übelkeit, kann es sich auch um eine Magenschleimhautentzündung oder sogar um ein Zwölffingerdarmgeschwür handeln oder um Störungen der Verdauungssäfte.

Kräuter-Gewürz-Tee

- 20 g Pfefferminzblätter, 10 g Kamillenblätter, 10 g Melissenblätter, 5 g zerstoßene Anisfrüchte sorgfältig mischen.
- Zwei Teelöffel davon mit einer Tasse (150 ml) kochendem Wasser übergießen und den Aufguss 10 Minuten ziehen lassen.
- Danach abfiltern und bei Magenschmerzen und Blähungen trinken.

Gutartiges Magengeschwür

Bei einem Magengeschwür (Ulcus ventriculi) ist die Magenschleimhaut an einer Stelle beschädigt. Besonders im Anfangsstadion kann mit Heilkräutern wie Ringelblume, Kamille oder Süßholz gut behandelt werden. Ist der Stuhl schwarz verfärbt, besteht die Möglichkeit, das Blut beigemengt ist. Ein Arztbesuch ist dann dringend erforderlich.

Esskastanien-Kur

- 5–6 geschälte, getrocknete Esskastanien (Maronen) in ¼ Liter Wasser einweichen, bis sie sich leicht zu Mus zerdrücken lassen. Zu einem Brei kochen.
- Einen Teelöffel Süßholzpulver und einen Teelöffel Engelsüßpulver mit drei Esslöffeln Dinkelmehl und etwas warmem Wasser zu einem Teig vermischen.
- Die Kräutermischung dem gekochten warmen Maronenbrei beifügen und 2–3 Wochen lang morgens zwei Esslöffel auf nüchternen Magen einnehmen.

Gänsefingerkraut gegen Blähungen

Magenschmerzen, die nicht vom fetten Essen herrühren, sich jedoch mit Erbrechen, Durchfall oder stechenden Schmerzen bemerkbar machen, müssen medizinisch untersucht werden. Bei einem Reizmagen mit Druck- und Völlegefühl oder Aufstoßen brauchen Sie vielleicht eine Auszeit. Möglich wäre aber auch eine Infektion mit dem »Übeltäter« *Heliobacter pylori*. Ein Tee aus Gänsefingerkraut kann helfen. Allerdings darf nicht überdosiert werden. Mehr als 4 Gramm täglich sind ungesund.

- 20 g Angelika, 20 g Gänsefingerkraut, 20 g Raute, 20 g Kamille, 20 g Pfefferminze, 30 g Bitterklee vermischen.
- Einen Esslöffel der Mischung in ½ Liter kaltes Wasser geben, 30 Minuten stehen lassen und dann ca. 5 Minuten köcheln lassen.
- Den Tee abfiltern und über den Tag verteilt eine Tasse trinken.

Kamillentee-Wickel

Sie benötigen zwei Tücher und Kamillentee, den Sie ruhig etwas stärker zubereiten können.

- Das Innentuch aus Baumwolle in heißem Kamillentee tränken und ganz fest auswringen – es darf nicht mehr tropfen. Seien Sie vorsichtig mit der Wärme, vor allem bei Kindern, legen Sie es nicht zu heiß auf.
- Das Tuch so warm wie es angenehm ist auf den Bauch legen, darüber ein Zwischentuch aus Baumwolle geben und zum Abschluss ein Außentuch, zum Beispiel ein großes Handtuch oder einen Schal, um den Bauch wickeln.
- Den Wickel ganz nach Bedarf mehrmals wiederholen.

Brennnessel-Tagetes-Tee bei Magenschmerzen

- 30 g Brennnessel, 20 g Tagetes, 10 g Frauenmantel, 20 g Sanikelkraut, 20 g Eichenblätter sorgfältig mischen.
- Für den jeweiligen Gebrauch einen Esslöffel der Mischung in eine Kanne geben und mit ½ Liter kaltem Wasser übergießen.
- Erst danach aufkochen und 5 Minuten köcheln lassen, dann weitere 10 Minuten ziehen.
- Trinken Sie ½ Liter über den Tag verteilt.

Hilfe mit warmen Knollen

Beim Heilungsprozess spielt feuchte Wärme, wie sie im Rezept Kartoffelwickel wirkt, eine bedeutende Rolle. Die Durchblutung wird schonend gefördert und dadurch auch das Blut verstärkt mit Sauerstoff versorgt. Die Schweißproduktion wird angeregt, was nicht nur die Entgiftung der Organe und Gewebe unterstützt, sondern auch dafür sorgt, dass die Wirkstoffe der Knollen über die Haut optimal aufgenommen werden können. Nebenbei lösen sich auch Muskelverspannungen.

Kartoffelwickel

Ein altes Mittel aus Großmutters Zeiten hilft auch heute noch bei Magenschmerzen und Unterleibskrämpfen.

Dafür werden 4–5 Kartoffeln gekocht, zerquetscht und zwischen zwei Tüchern auf den Bauch gelegt. Achten Sie darauf, dass die Kartoffeln nicht zu heiß sind, das kann nämlich zu Verbrennungen führen.

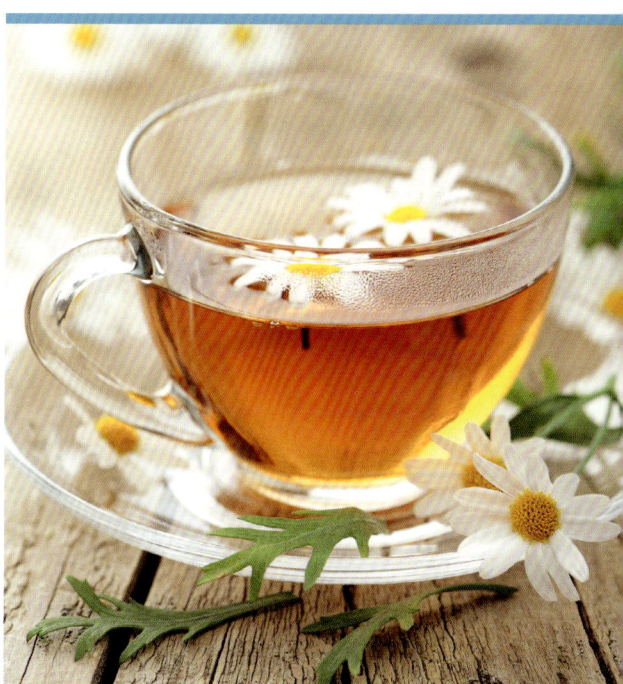

Kamille wirkt nicht nur als Tee, sie wird auch für warme Umschläge bei Bauchschmerzen benutzt.

Entzündungen des Magens

Ein Zuviel an Schmerzmedikamenten, Rauchen und Alkohol oder eine Lebensmittelvergiftung können Ursachen für eine Magenschleimhautentzündung sein, aber auch Stress kann diese Erkrankung hervorrufen. Die chronische Magenschleimhautentzündung verläuft oft symptomlos, eine akute Erkrankung ist dagegen mit Übelkeit, Erbrechen, Bauchschmerzen und Appetitlosigkeit verbunden.

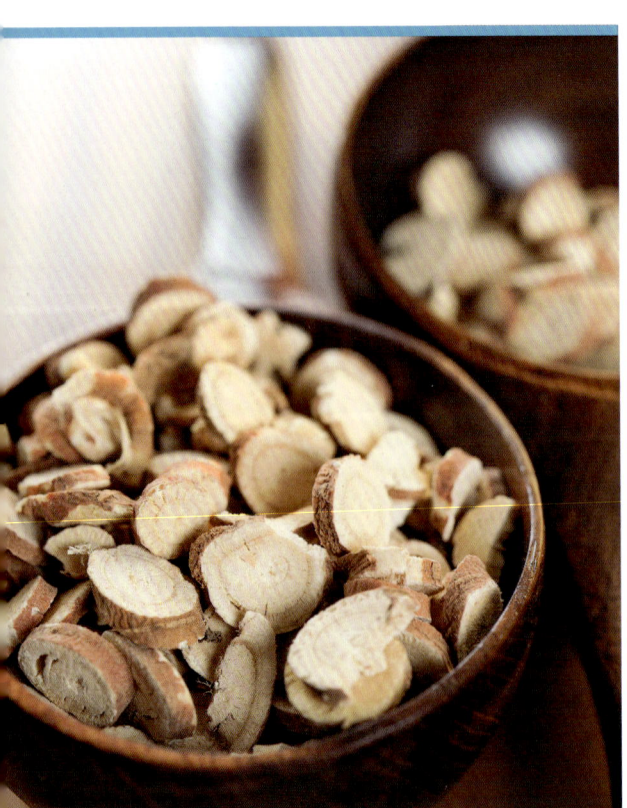

Im Ayurveda wird die Süßholzwurzel häufig eingesetzt. Sie wirkt sanft bei Magenbeschwerden.

Hilfe durch Süßholzwurzel

Süßholzwurzel (bekannt als Lakritz) soll schon Napoleon wegen seines Magengeschwürs gegessen haben. Sie wird auch die »süße Wurzel« genannt, und das liegt an dem Wirkstoff Glycyrrhizin, der zudem gut für den Leberstoffwechsel ist und dem *Helicobacter pylori* zusetzt. Durch diesen interessanten Wirkstoff weist die Süßholzwurzel 50-mal mehr Süßkraft als Rohrzucker auf. Außerdem ist sie reich an Vitaminen und Mineralien, sie enthält beispielsweise Vitamin B_1, B_2, B_3, B_5 und E sowie Cholin, Eisen, Magnesium, Kalium, Selen und Silizium.

Da diese Pflanze bei Reizmagen, Sodbrennen, Magenschleimhautentzündung sowie Magen- und Zwölffingerdarmgeschwüren hilft, darf sie an dieser Stelle nicht fehlen.

Bei Blähungen und Bauchweh gibt es ein ganz schnelles Hausmittel: Bereiten Sie einen Kamillentee zu und fügen Sie Süßholzwurzel zu, indem Sie 20 g Lakritze im Tee auflösen.

Süßholzwurzeltee

Getrocknete und zerkleinerte Süßholzwurzel wirkt blutreinigend, antibakteriell und fungizid.

- Einen Teelöffel zerkleinerte Süßholzwurzel mit einer Tasse kochendem Wasser (150 ml) übergießen und den Aufguss etwa 10 Minuten abgedeckt ziehen lassen.
- Die Süßholzwurzeln abfiltern und zwei- bis dreimal täglich nach den Mahlzeiten eine Tasse trinken. Die Anwendung sollte nicht länger als 4–6 Wochen dauern.

TIPP Menschen mit Herzerkrankungen oder Nierenleiden sollten Süßholzwurzel gar nicht oder nur mäßig zu sich nehmen, weil sie die Kaliumausscheidung erhöht und zugleich die Natriumausscheidung vermindert. Das kann zu vermehrten Wasseransammlungen im Körper führen und das Herz belasten. Tees mit Süßholz sollten insgesamt nicht länger als sechs Wochen getrunken werden!

Magen-Darm-Grippe

Was soll man machen, um sich nicht selbst anzustecken, wenn in der Schule oder im Kindergarten die Magen-Darm-Grippe umgeht? Was, wenn am Arbeitsplatz der Virus wütet, im Bus, im Supermarkt? Omas Tipp: »Kind, iss erst mal einen ordentlichen Teller voll Hühnersuppe«, wurde oft belächelt, aber er ist absolut richtig. Natürlich ist hier eine echte selbst gemachte Hühnerbrühe. Sie tötet Keime ab, wie man heute weiß, wirkt entzündungshemmend und kräftigend. Das ist ein guter erster Schutzschild gleich im Anfangsstadium der Beschwerden.

Hygiene ist für alle Familienmitglieder besonders wichtig. Mehrmals am Tag Hände waschen, und zwar mit Seife und warmem Wasser, kaltes Wasser tötet die Erreger nicht ab. Besondere Sorgfalt ist im Toilettenbereich und bei Handtüchern wichtig. Wechseln Sie diese regelmäßig und desinfizieren Sie den Toilettensitz. Besonders während einer Schwangerschaft will man jede Komplikation vermeiden. Wie auch bei kleinen Kindern oder Säuglingen stellt sich

die Frage: Wie gefährlich ist das für das Ungeborene, für meine Kinder? Zunächst können werdende Mütter beruhigt aufatmen, weil Noroviren und Magen-Darm-Bakterien nicht im Blut vorkommen, sie können also nicht über die Nabelschnur übertragen werden. Worauf Sie in der Schwangerschaft aber achten sollten, ist eine ausreichende Flüssigkeitszufuhr, damit ausreichend Elektrolyte (siehe Tipp Seite 35) für Mutter und Kind zur Verfügung stehen.

Ursachen einer Magen-Darm-Erkrankung

Eine Magen-Darm-Grippe wird überwiegend von Viren übertragen, zuweilen durch die Luft, zumeist jedoch durch Schmierinfektionen, also das Berühren kontaminierter Gegenstände oder den Hautkontakt mit Überträgern. Kinder unter fünf Jahren erkranken häufiger an Durchfällen durch Rotaviren, Erwachsene vermehrt an Norovireninfektionen. An zweiter Stelle stehen bakterielle Infekte beispielsweise mit *Campylobacter* oder Salmonellen. Seltener sind Parasiten die Ursache.

Durch häufiges Erbrechen und starken Durchfall versucht der Körper die Erreger wieder loszuwerden. Unter dem Flüssigkeitsverlust leidet besonders der Organismus von Kindern und älteren Menschen. Heilerde oder Kohletabletten binden die Giftstoffe, Pfefferminz- und Ingwertee lindern Begleitsymptome wie Mattigkeit und Übelkeit.

Möhrensuppe nach Moro

Bei der Moro'schen Möhrensuppe handelt es sich um ein altes Hausmittel, das der Heidelberger Kinderarzt Professor Ernst Moro entdeckte und das nach ihm benannt ist. Er verordnete diese Suppe seit 1908 seinen jungen Patienten und konnte damit die Sterbe- und Komplikationsrate von Kleinkindern mit Durchfallerkrankungen drastisch senken. Der Effekt wird durch das lange Kochen erzielt, das ist nämlich der Clou an der Prozedur. Das Gemüse wird nicht wie gewohnt nur kurz gekocht, um die Vitamine

zu schonen. Darum geht es hierbei nicht, es werden bei diesem Verfahren in den Möhren Oligogalakturonsäuren freigesetzt, die ähnlich wie Antibiotika wirken. Dann mal guten Appetit! So kocht man die Möhrensuppe:

- 500 g geschälte Möhren in einem Liter Wasser eine Stunde lang kochen, dann im Mixer fein pürieren.
- Den Brei erneut mit Wasser auf einen Liter auffüllen und mit 3 g Kochsalz würzen.
  Die Suppe sollte am besten gleich zu Beginn der Beschwerden und mehrfach täglich in kleinen Mengen von ein oder zwei Esslöffeln verzehrt werden.

Heublumen

Frisch getrocknet und stark duftend wirken sie entkrampfend, schmerzlindernd und durchblutungsfördernd, z. B. bei Bauchweh, aber auch bei rheumatischen Beschwerden oder wo Sehnen und Muskeln betroffen sind. Die ätherischen Öle wirken leicht hautreizend, was die Durchblutung anregt. Eine Wärmflasche erhöht die Wirksamkeit zusätzlich.

Heublumenwickel

- Zwei Handvoll Heublumen werden mit zwei Litern kochendem Wasser überbrüht und 15 Minuten ziehen gelassen, dann abseihen.
- Ein Baumwolltuch eintauchen, leicht auswringen und auf den Oberbauch legen. Darüber ein Baumwollhandtuch zum Schutz vor Nässe und darauf eine Decke zum Warmhalten legen. 30 Minuten Einwirkzeit.
- Der Wickel kann nach Belieben mehrmals täglich erneut angelegt werden.

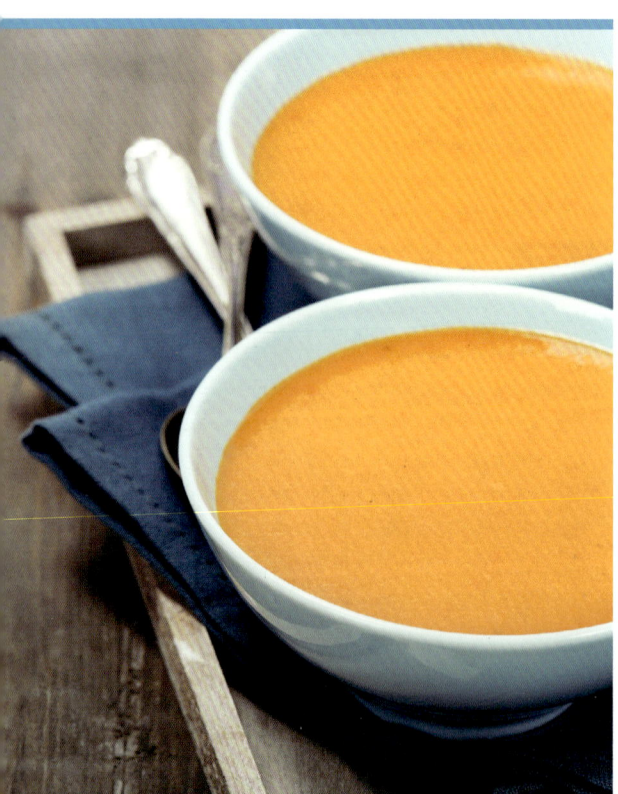

Möhrensuppe schmeckt Kindern nicht nur, sie ist auch ein bewährtes Mittel bei Durchfall.

Sodbrennen

An Sodbrennen leiden viele Menschen, aber nur wenige gehen damit zum Arzt. Es muss aber nicht unbedingt an zu fetten Speisen, Süßigkeiten oder Kaffeegenuss liegen, wenn der Speisebrei vom Magen in den Mundinnenraum aufsteigt. Tritt es in diesem Zusammenhang nur gelegentlich auf, wird eine Veränderung der Essgewohnheiten das Problem lösen. Schokolade, Kuchen, Alkohol, kohlensäurehaltige Getränke, frittierte Speisen oder Zitrusfrüchte können Sodbrennen auslösen. Ein Glas Natronwasser oder mal ein Gläschen Magenbitter neutralisieren dann auch recht schnell die aufsteigende und im Mund brennende Säure. Möglich ist aber auch, dass die Überproduktion an Magensäure ein Warnsignal ist, das auf eine Entzündung der Leber, Galle oder Bauchspeicheldrüse oder eine Erkrankung in der Speiseröhre hinweisen will. Von Refluxkrankheit, also Rückfluss, spricht man, wenn Sodbrennen mehrmals in der Woche auftritt und sich mit weiteren Symptomen wie Heiserkeit am Morgen, Husten, Räuspern und einem schlechten Geschmack im Mund darstellt. Durch die ständige Reizung in der Speiseröhre durch die Säure können weitere gesundheitliche Probleme folgen.

Liegt eine chronische Übersäuerung des Gewebes vor, kann das auf Dauer auch zu einer Übersäuerung des Magens führen und in der Folge zu einer Magenschleimhautentzündung.

Während einer Schwangerschaft kann Sodbrennen auch auftreten, wenn der Magenschließmuskel am Eingang schlaffer wird. Um die Magensäure zu neutralisieren, helfen manchmal schon ein Glas Milch, mit Milch angerührte Haferflocken oder ein Stück Weißbrot. Tritt Sodbrennen über Nacht auf, versuchen Sie mit einem Kopfkissen mehr unter dem Kopf, etwas höher zu liegen. Auch ein Teelöffel voll Senf soll helfen. Ein ebenfalls bewährtes Hausmittel, das bei Sodbrennen und Bauchschmerzen hilft, sind zerstoßene oder gemahlene Korianderfrüchte (Coriandrum sativum), aus denen Sie sich einen Tee zubereiten können.

Tausendgüldenkraut hilft

Das unter Naturschutz stehende Tausendgüldenkraut wirkt zum Beispiel wegen der Bitterstoffe appetitanregend und heilend bei dyspeptischen Beschwerden wie Völlegefühl, Luftbildung, Sodbrennen oder Blähungen und regt die Galle an. Früher wurde es auch bei Malaria und Hepatitis verwendet, darüber stehen aber keine gesicherten Aussagen zur Verfügung. In Magenlikören findet es auch Verwendung. Bei Magengeschwüren wirkt es kontraproduktiv!

Tausendgüldenkraut-Tee
- Einen Teelöffel Kraut mit einer Tasse kochendem Wasser (150 ml) übergießen.
- Etwa 10 Minuten abgedeckt ziehen lassen, dann abfiltern.
- Dreimal täglich eine Tasse trinken. Bereiten Sie den Tee nicht stärker zu, sonst wird er zu bitter. Die empfohlene tägliche Dosis liegt bei 1–2 g des Krautes.

Hämorrhoiden

Am Ende unseres Verdauungstraktes liegt das Hämorrhoidenpolster, ein ringförmiger Schwellkörper, der sich wie ein Schwamm mit Blut füllt, um den Darmausgang abzudichten. Ist dieser Schwellkörper stark vergrößert, spricht man von Hämorrhoiden: Die machen sich mit Afterjucken, Brennen und Schmerzen bemerkbar. Unbehandelt können Blutungen entstehen oder das Gefühl, im After befände sich ein Fremdkörper, oder sie treten sogar aus dem After hervor. Dann sind es medizinisch gesehen Analthrombosen. Ursachen können schwache Venen, Bindegewebsschwäche, stundenlanges Sitzen, Verstopfungen oder ballaststoffarme Ernährung sein.

TIPP

Ein traditionelles Hausmittel gegen Hämorrhoiden ist die Apfelkur. Hierfür trinken Sie jeden Tag 250 ml naturtrüben Apfelsaft. Sitzbäder mit Eichentee oder Zinnkraut, Kompressen mit Kamille oder Schafgarbe und anderen nützlichen Pflanzen helfen ebenfalls.

Steinklee-Kamille-Anwendungen

Steinklee unterstützt die Venen und Kamille wirkt entzündungshemmend. Steinklee gibt es in vielen Arten, medizinisch wird der Gelbe

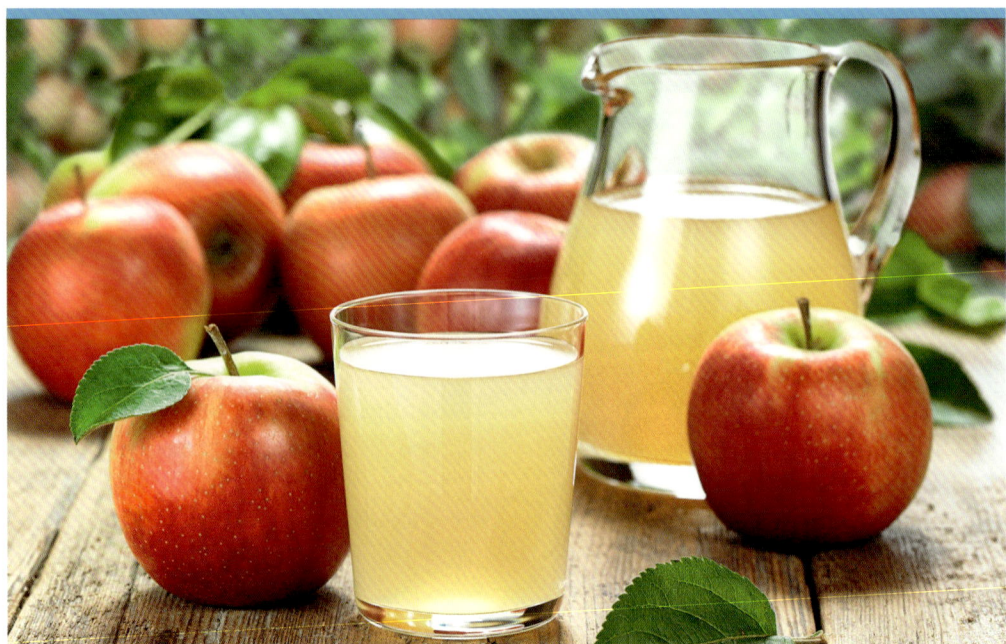

Ein altes englisches Sprichwort besagt: »An apple a day keeps the doctor away!«

Steinklee *(Melilotus officinalis)* verwendet. Er ist auch als Honigklee bekannt, sollte aber nicht überdosiert werden, dann kann er nämlich zu Übelkeit führen. Die honighaltigen Blüten können in Limonade oder Vanillepudding Verwendung finden, das Kraut im Kräuterquark.

- Einen Teelöffel Kamille und einen Teelöffel Steinklee mischen und mit kochendem Wasser (250 ml) übergießen.
- 10 Minuten abgedeckt ziehen lassen. Abfiltern und zweimal täglich eine Tasse trinken.
- Der Tee kann auch für Kompressen zum Auftupfen auf Wunden und Hämorrhoiden verwendet werden.

Eichenrinden-Sitzbad

- 40 g Eichenrinde in eine Kanne geben und mit ½ Liter kaltem Wasser übergießen.
- Einige Stunden ziehen lassen, danach den Ansatz 5 Minuten kochen und den Absud dann weitere 10 Minuten ziehen lassen.
- Abgeseiht über den Tag verteilt eine Tasse trinken. Den Rest für Kompressen an den Hämorrhoiden verwenden.

Scharbockkraut

Scharbockkraut *(Ranunculus ficaria)* ist ein Hahnenfußgewächs, das bei falscher Anwendung leicht giftig wirkt. Es enthält Saponine und viele Alkaloide. Die Blätter im März vor der Blütezeit gesammelt allerdings etwas weniger, dafür aber viel Vitamin C.

Das Kraut kann auch gut im Salat gegessen werden. Die Wurzelknöllchen und Blätter waren in der frühen Volksheilkunde ein probates Mittel bei Warzen und Hämorrhoiden.

Scharbockkraut-Tee

- Drei Esslöffel Scharbockkraut in eine Kanne geben, mit einem Liter kochendem Wasser übergießen und 10 Minuten ziehen lassen.
- Abgeseiht über den Tag verteilt eine Tasse trinken und den Tee zugleich für Kompressen, die Sie auf die Hämorrhoiden tupfen, verwenden.

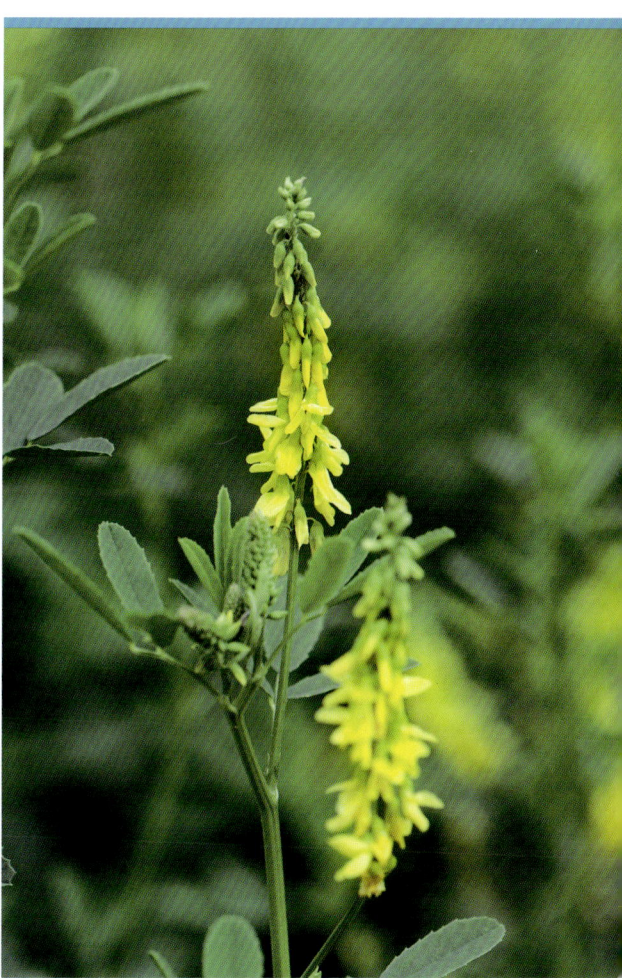

Das Scharbockkraut muss genau dosiert werden.

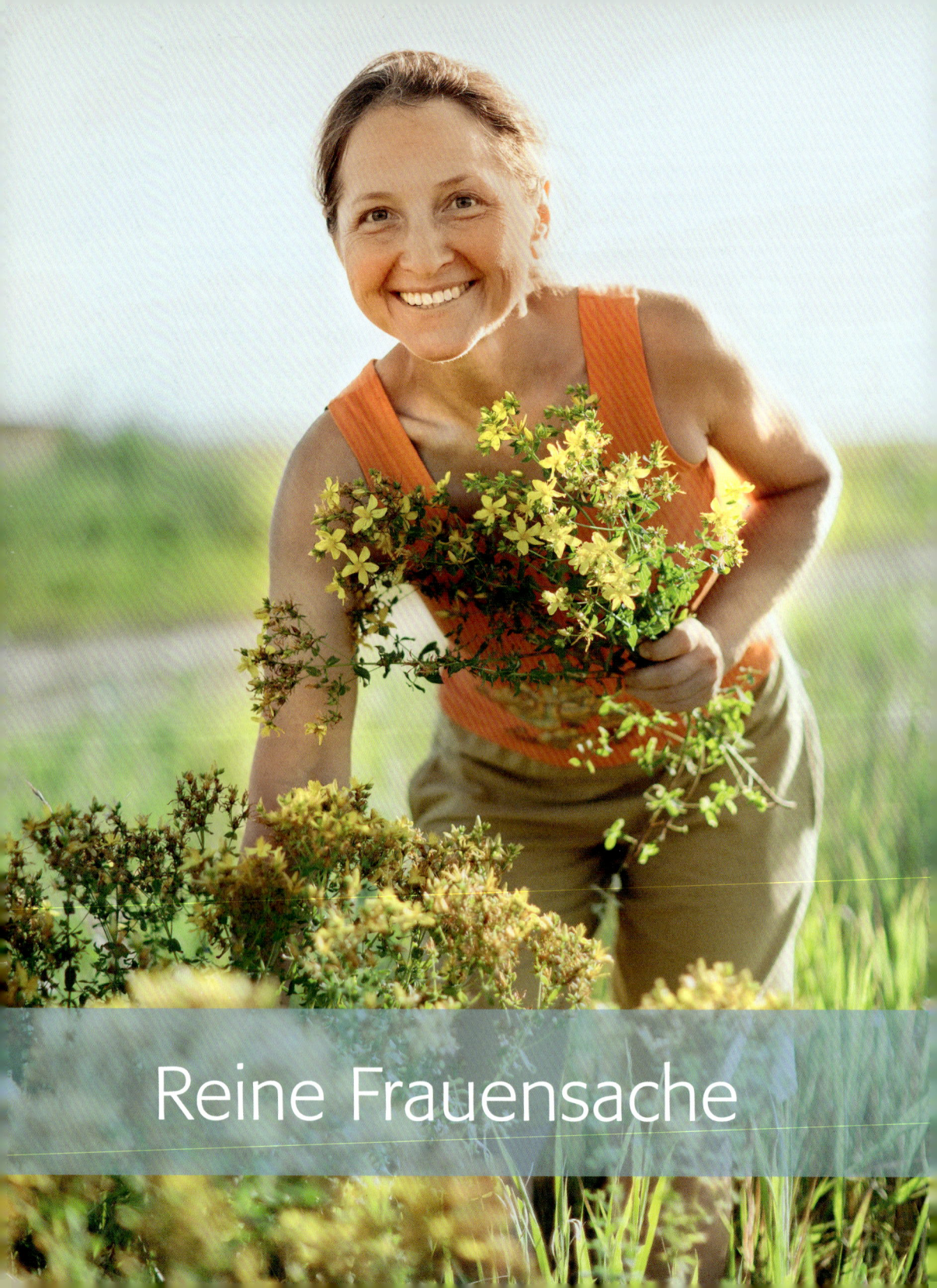

Reine Frauensache

- 2 Handvoll kleingeschnittenes Ruprechtskraut und eine Flasche Weißwein (0,7 Liter) in einem Topf aufkochen. Nach Belieben mit Honig süßen und abkühlen lassen.
- In eine Flasche filtrieren und täglich zweimal ein Schnapsglas voll trinken.

TIPP Ruprechtskraut fördert die Entgiftung, hilft bei Prellungen, dient der Blutstillung und kann bei Entzündungen oder Durchfall nützlich sein. Wegen des markanten Geruchs gilt das auch als Stinkender Storchschnabel bekannte Kraut übrigens auch als mückenabwehrende Pflanze.

Alkohol in der Schwangerschaft

In der Schwangerschaft ist Alkohol verboten, daher fragt sich, ob er im Wein durch Erhitzen verfliegt. Reiner Alkohol verflüchtigt sich bei einer Temperatur von etwa 78 °C. Das Ethanol-Wasser-Gemisch im Wein löst sich jedoch nicht vollständig. Es bleibt ein sehr kleiner Restalkoholgehalt, der bei ausreichender Kochzeit ungefährlich gering ist, vergleichbar mit dem in manchen Brotsorten oder im Apfelsaft.

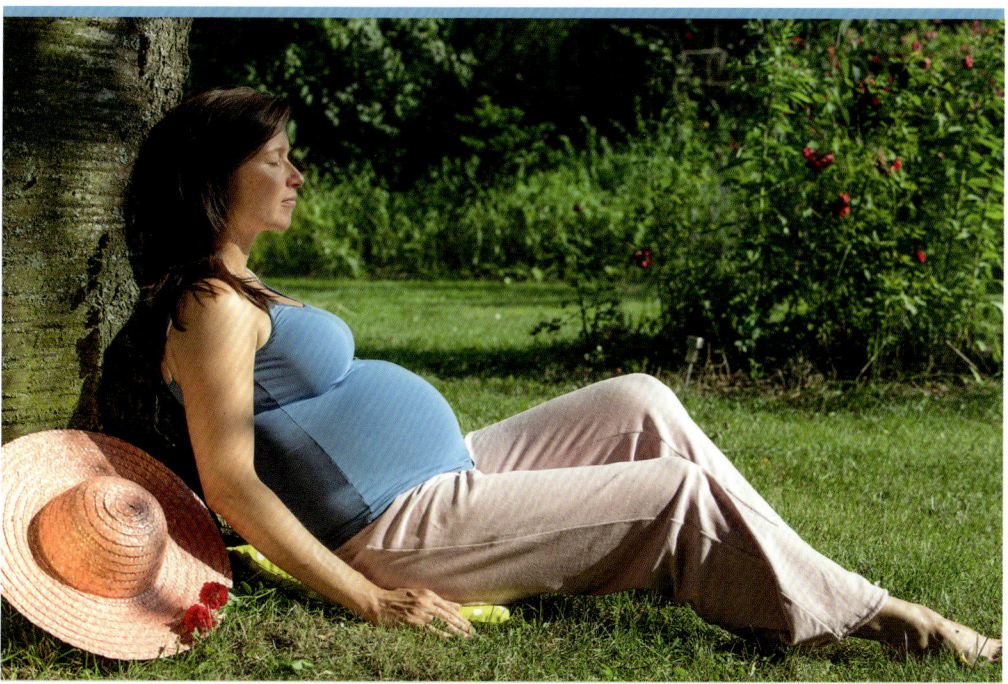

Entspannung und Ruhe sind in der Schwangerschaft ganz besonders wichtig.

Wechseljahre

Die Wechseljahre (Klimakterium) sind heute längst kein Tabuthema mehr, und viele Frauen sehen diesem neuen Lebensabschnitt mit Gelassenheit entgegen. Es ist ein Lebensabschnitt der Veränderung, nicht nur auf körperlicher und seelischer Ebene, sondern vielfach auch ein Umbruch in der gesamten Lebensphilosophie. Meist um die 50 herum, oft auch schon wesentlich früher beginnt der Körper allmählich seine Hormonproduktion umzustellen. Zeitgleich verändert sich auch das Bewusstsein dahin gehend, dass überlegt wird, was das Leben außer Familie, Beruf und Partnerschaft sonst noch bereithält. Die Gewissheit, für die Familie alles getan zu haben, beschert vielen Frauen ein Gefühl von mehr Freiheit und vielleicht auch eine Portion gesunden Egoismus, sodass sie ihr Leben völlig anders strukturieren möchten.

Andererseits kann es sein, dass Frauen sich plötzlich nicht mehr gebraucht fühlen, weil ihr Leben den bisherigen Schwerpunkt Familie und Fürsorge verloren hat. Sie nehmen die Veränderung in ihrem Körper wahr und empfinden Angst vor dem Älterwerden, davor, Attraktivität zu verlieren, oder es fehlt an neuen Perspektiven. Das macht unsicher und traurig.

Die Probleme

Einen »normalen« Verlauf der Wechseljahre gibt es nicht, zahlreiche Frauen nehmen kaum etwas von den Veränderungen in ihrem Körper wahr, andere leiden heftig unter verschiedenen Symptomen. Das häufigste körperliche Problem scheinen Hitzewallungen zu sein, die mehr oder minder ausgeprägt sein können. Auch Stimmungsschwankungen, plötzliche Gereiztheit oder Traurigkeit können auftreten, ebenso Haut- und Haarprobleme, Blasenschwäche, Herzstolpern oder Rückenschmerzen sowie anfänglich die mit dem Zykluswechsel verbundenen Schmierblutungen.

Tee gegen Hitzewallungen und Nervosität

- 20 g Johanniskraut, 20 g Ginseng, 20 g Salbei, 10 g Hopfen, 20 g Angelika vermischen. (Achtung, Sammler: Angelika nicht mit Wasserschierling verwechseln!)
- Einen Teelöffel der Mischung mit einer Tasse (150ml) kochendem Wasser übergießen und den Aufguss 10 Minuten ziehen lassen. Danach abfiltern.
- Dreimal täglich eine Tasse trinken.

Traubensilberkerze bei Wechseljahresbeschwerden

Kaufen Sie bitte fertige Produkte, wenn Sie keine dreijährige Wurzel von einer Pflanze aus dem eigenen Garten nehmen können.

- Einen Teelöffel zerkleinerte Traubensilberkerzenwurzel mit einer Tasse kochendem Wasser (150ml) übergießen und den Aufguss etwa 15 Minuten abgedeckt ziehen lassen.
- Danach abfiltern und dreimal täglich eine Tasse von dem Tee trinken.

Progesteron und Östrogen

Die beiden Hormone Progesteron und Östrogen wirken dem sinkenden Hormonspiegel entgegen. Progesteron ist nicht nur in der Mistel enthalten, Vorstufen davon befinden sich auch in Soja, der mexikanischen Yamswurzel, Kichererbsen oder beispielsweise im Bockshornklee. Yamswurzel (wilde Süßkartoffel) gilt auch als Anti-Aging-Mittel. Phytohormone, die in ihrer Wirkung sowohl dem Progesteron als auch Östrogen ähneln, sind u. a. in Nachtkerze, Schafgarbe und Frauenmantel, Traubensilberkerze und Mönchspfeffer enthalten. Die Frauen asiatischer Länder kennen Wechseljahresbeschwerden kaum, denn ihre Ernährung enthält bereits ausreichend von diesen hormonähnlichen Substanzen, beispielsweise Isoflavone.

Vorbeugende Gymnastik

Während der Menopause, die in stufenartigen Zyklen verläuft, leiden manche Frauen unter Scheidentrockenheit oder empfinden, dass die Muskulatur der Scheide und des Harntraktes erschlafft, was zu Gebärmuttersenkungen und Blasenschwäche führen kann. Hier kann eine gezielte Beckenbodengymnastik vorbeugen. Die Beckenbodenmuskulatur, die Blase, Gebärmutter und Enddarm stützt, spüren Sie, wenn Sie so tun, als ob Sie Stuhl und Urin zurückhalten und alle Öffnungen verschließen wollten.

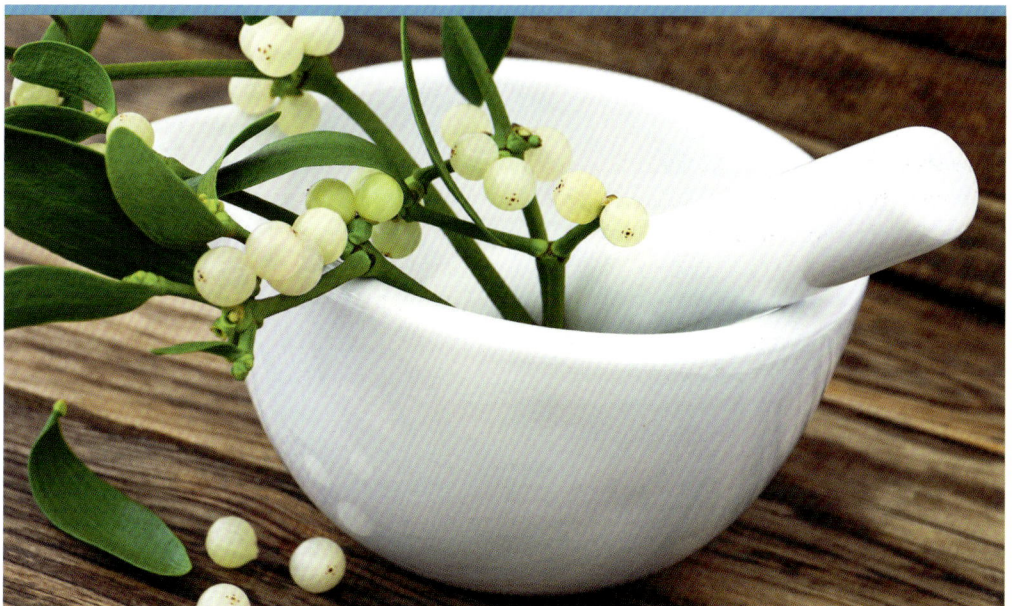

Die Dosis macht das Gift: Richtig eingesetzt, wirkt die giftige Mistel heilsam.

Tee bei Erschöpfung und Hitzewallungen

- 40 g Ginseng, 15 g Rotklee, 15 g Beinwell, 10 g Baldrian, 10 g Ginkgo, 5 g Labkraut, 10 g Weißdorn mischen.
- Einen Teelöffel der Mischung mit einer Tasse kochendem Wasser (150 ml) übergießen und den Aufguss etwa 10 Minuten abgedeckt ziehen lassen.
- Danach abfiltern und dreimal täglich eine Tasse trinken.

Salbeitee gegen Hitzewallungen

- Einen Teelöffel Salbei mit einer Tasse kochendem Wasser (150 ml) übergießen und den Aufguss etwa 10 Minuten abgedeckt ziehen lassen. Danach abseihen.
- Zweimal täglich vier Wochen lang eine Tasse trinken.

Tee bei Wechseljahresbeschwerden

Zinnkraut bzw. Ackerschachtelhalm fördert die Östrogenproduktion und wächst auf feuchten

Frauenpflanzen

Östrogenhaltige Pflanzen	Erklärung
Ackerschachtelhalm	Fördert die Östrogenproduktion.
Baldrian	Enthält Beta-Sitosterol, eine östrogenähnliche Substanz.
Beifuß	Fördert die Östrogenproduktion, regt den Eisprung an.
Brennnesselwurzel	Enthält Secoisolariciresinol, östrogenähnliche Lignane.
Holunder	Fördert die Östrogenproduktion.
Johanniskraut	Enthält Beta-Sitosterol, eine östrogenähnliche Substanz.
Rotklee	Enthält Isoflavone, die östrogenartig wirken, außerdem Beta-Sitosterol, eine östrogenähnliche Substanz.
Soja	Enthält reichlich Isoflavone, östrogenartige Wirkung.

Progesteronhaltige Pflanzen (Gestagen)	Erklärung
Bockshornklee	Enthält progesteronähnliche Saponine.
Frauenmantel	Enthält progesteronartige Wirkstoffe.
Mönchspfeffer	Regt die Libido bei Frauen an, bei Männer hemmend.
Schafgarbe	Wirkt ähnlich wie Progesteron.
Yamswurzel	Wirkt ähnlich wie Progesteron durch den Saponin-Wirkstoff Diosgenin.

Wiesen vom Frühjahr bis zum Herbst. Vorsicht: Andere Arten sind giftig.

- 20 g Gänsefingerkraut, 10 g Frauenmantel, 10 g Mistel, 10 g Benediktenwurzel, 10 g Taubnessel, 5 g Zinnkraut, 10 g Ringelblume, 10 g Kamille sorgfältig miteinander mischen.
- Drei Esslöffel der Mischung in eine Kanne geben und mit einem Liter kaltem Wasser übergießen. Das Ganze einige Stunden ziehen lassen.
- Den Ansatz zwei Minuten kochen lassen, dann den Absud weitere 10 Minuten ziehen lassen.
- Den Tee durch ein Sieb gießen, über den Tag verteilt immer wieder schluckweise davon trinken.

Tee bei Reizbarkeit und Erschöpfung

- 40 g Mönchspfeffer, 15 g Frauenmantel, 15 g Schafgarbe, 10 g Melisse, 10 g Ysop, 5 g Lavendel, 5 g Rosmarin vermischen.
- Einen Teelöffel der Mischung mit einer Tasse (150 ml) kochendem Wasser übergießen und den Aufguss 10 Minuten ziehen lassen.
- Danach abfiltern. Dreimal täglich eine Tasse trinken.

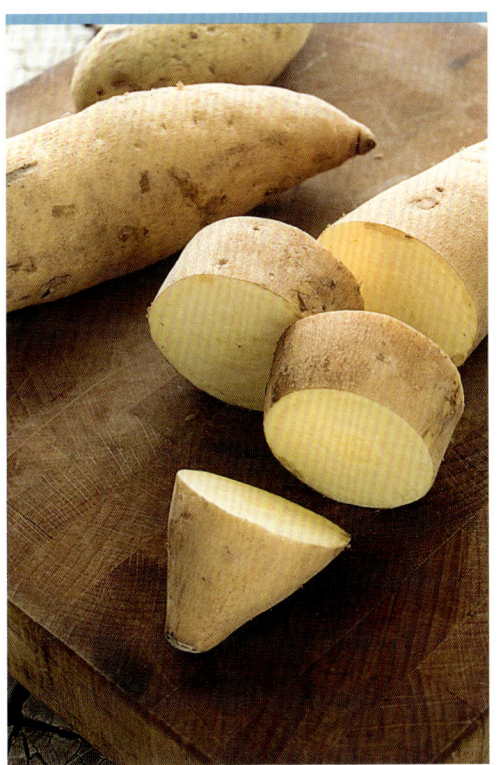

Ginsengwurzeln werden seit Jahrtausenden in der Traditionellen Chinesischen Medizin verwendet.

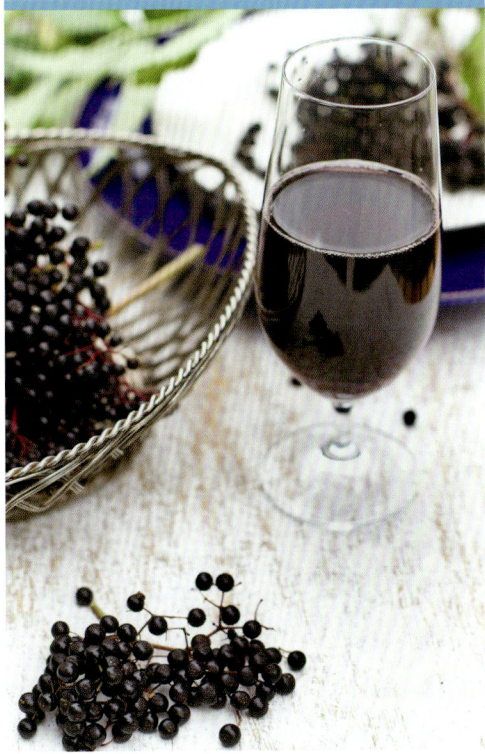

Holunderbeerensaft lässt sich ganz einfach herstellen und hält etwa ein Jahr.

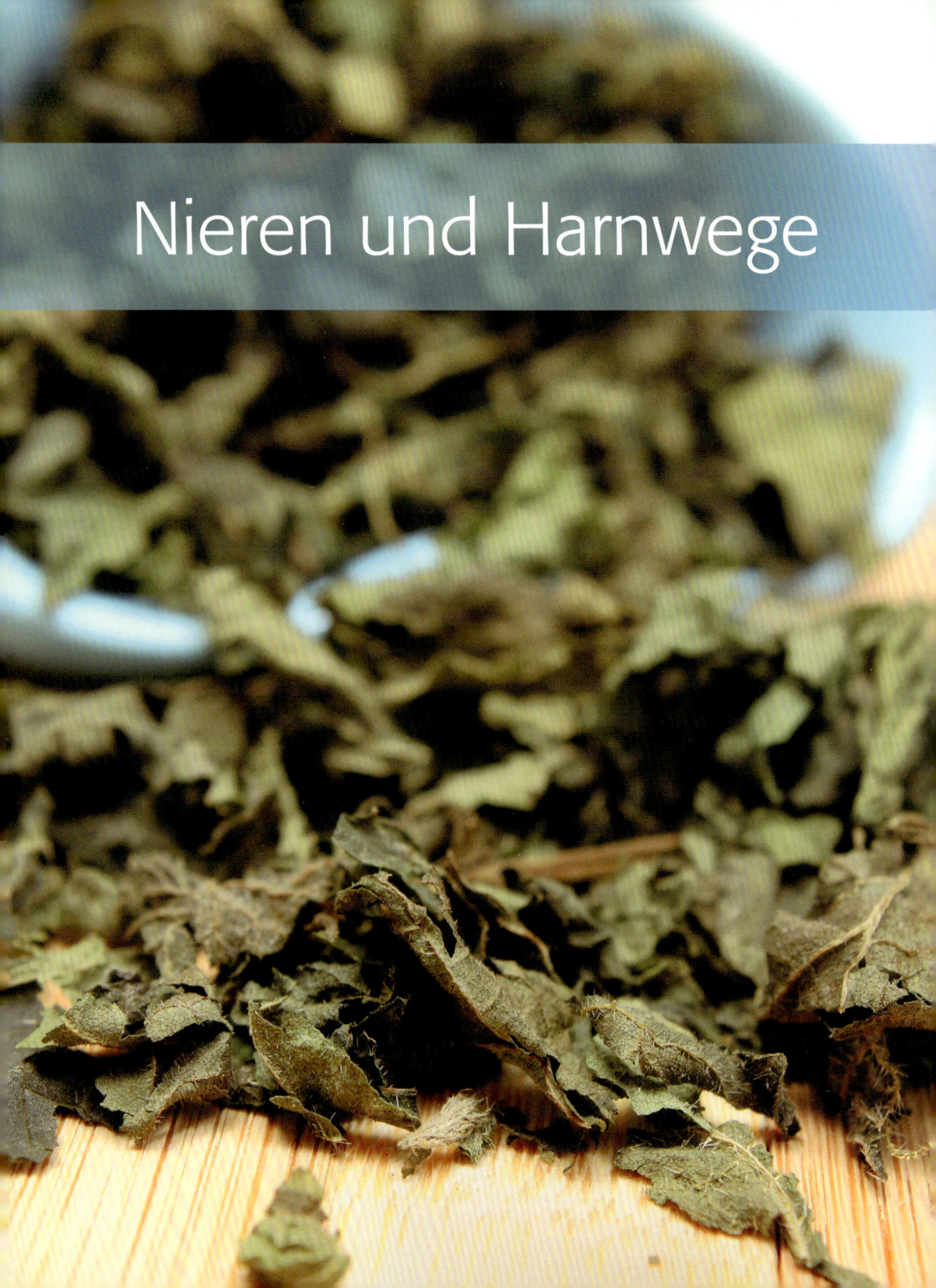

Nieren und Harnwege

Nieren – das Entgiftungsorgan

Als der Kräuterpfarrer Sebastian Kneipp (†1897) gefragt wurde, welche Therapieart die Wichtigste sei, soll er geantwortet haben: »Erstens Entgiftung, zweitens Entgiftung und drittens Entgiftung.«

Die wichtigste Aufgabe der Nieren besteht darin, giftige Stoffe aus dem Blut herauszufiltern und über den Urin wieder abzugeben. Am Tag produzieren die Nieren tatsächlich rund 180 Liter Primärharn, obwohl sie selbst nur 150–200 Gramm wiegen. Die guten Substanzen wie Mineralsalze, Hormone oder Aminosäuren behält die Niere. Diese wandern wieder in den Blutkreislauf zurück. Sie arbeitet auf Hochtouren, um von dem Primärharn 1–2 Liter »ausgewertet und komprimiert« als Urin wieder abzuleiten. In dem ausgeschiedenen Harn sind dann auch noch rund 70 g feste Harnsalze wie Chloride, Phosphate, Urate. Außer dem »Reinigungsdienst« steuern die Nieren noch den Wasser- und Elektrolythaushalt, den Säure-Basen-Haushalt, den Blutdruck und sind für die Blutbildung zuständig.

Die Redewendung »das geht mir an die Nieren« hat eine tiefe emotionale Bedeutung. Nieren sind Ausdruck für unser seelisches Befinden, sie sagen uns, wo und was wir festhalten, welche Ängste, Träume oder Stress den Fluss des Lebens ausbremsen. Liegen doch häufig bei Erkrankungen in diesem bohnenförmigen Organ all die »ungeweinten Tränen« als kleine Kristalle fest. Diese wachsen später einmal von Nierengrieß zu Nierensteinen heran, die zu kolikartigen Schmerzen und Entzündungen in diesem Bereich führen. Sie sind also dem Fluss des Lebens, dem Element Wasser zugeordnet. Liegen zu viele Steine – seelischer Ballast – im Wasser, kann es nicht ungehindert fließen. In diesem Sinne hat Nierenschwäche auch mit einem geschwächten Ich-Bewusstsein zu tun, das vielleicht zusammengebrochen ist, weil das Leben zu viele Hindernisse zur Last legte und es so erscheint, als wäre man seinen Aufgaben nicht mehr gewachsen.

Dann hilft oft das spagirische Komplexmittel Solunat Nr. 18. Es ist bei chronisch-vegetativen Störungen, wo alles wie erstarrt scheint, ein gutes Hilfsmittel und befreit auch die Seele von Angst und Schocks.

Kräuter, die helfen: Bärentraube, Löwenzahn, Brennnessel, Goldrute, Cranberry, Bibernelle, Hagebutte, Hauhechel, Liebstöckel

Senfbreiauflage bei Nierenkoliken

Cremen Sie die Haut vor der Behandlung ein, denn Senfmehl reizt die Haut. Wenn es brennen sollte, entfernen Sie den Brei vorsichtshalber. Damit die wertvollen Enzyme und ätherischen Öle im Senfbrei nicht zerstört werden, sollte die Wassertemperatur 45 °C nicht übersteigen.

Für empfindliche Kinderhaut ist der Senfbrei ungeeignet!

- 250 g gemahlenes Senfpulver mit warmem Wasser zu einem Brei anrühren und auf ein Baumwolltuch verstreichen.
- Die Senfbreiauflage auf den unteren Rücken legen und 20 Minuten einwirken lassen.

Lebenswichtige Funktionen

Während Nierensteine (Nephrolith) oder Entzündungen die Nieren zunächst nur vorüber-
gehend beeinträchtigen und zu Anfang auch
kaum Schmerzen verursachen, verliert die Niere
bei einer Niereninsuffizienz allmählich ihre
Fähigkeit, das Blut zu filtern und den Körper zu
entgiften. Wenn die Entgiftung gestört wird, hat
das weitreichende Folgen. Gifte wie Oxalate
und Harnsäuren verbleiben im Körper und
gelangen beispielsweise über das Blut in das
Gehirn. Außerdem kann das zum Beispiel zu
Gicht, Rheuma, Bluthochdruck oder Gedächtnis-
störungen führen. Wasser sammelt sich im
Körper, das belastet auch das Herz. Nährstoffe

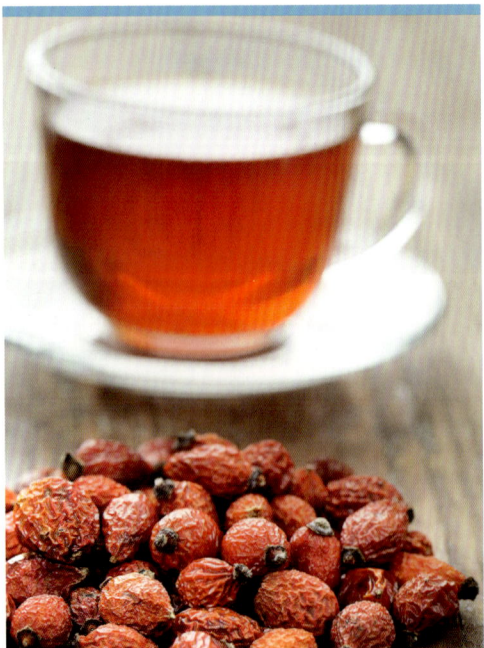

Schalen und Kerne der Hagebutten helfen uns
durch eine Extraportion Vitamin C.

Organuhr

Die Traditionelle Chinesische Medizin
(TCM) sieht einen Zusammenhang zwischen der jeweiligen Organfunktion und
der Tageszeit. Wenn Beschwerden immer
wieder zu bestimmten Tageszeiten auftreten, kann das kranke Organ auf diese
Weise lokalisiert werden.

fehlen in den Knochen und Organen, eine
lange Kette von Problemen überschwemmt
den ganzen Organismus. Das kann bis zur voll-
ständigen Zerstörung der Nierenfunktion führen,
und dann wird eine Dialyse nötig, die die Filter-
funktion der Nieren maschinell ersetzt. Diabetes
mellitus, Ernährungssünden, Umweltgifte, Amal-
gam, hohe Blutfette u.a. begünstigen das Versagen der Nieren.

Nieren-Druckpunkte massieren

Laut der chinesischen Organuhr liegt die Zeit, in
der die Blase auf Hochtouren arbeiten, zwischen
17 und 19 Uhr, die der Niere zwischen 15 und
19 Uhr. Werden Sie zu dieser Zeit besonders
müde? Ist der Urin trübe, rötlich? Sind Sie öfter
sehr blass und durstig? Verspüren Sie ein Brennen oder Schmerzen beim Wasserlassen?
Massieren Sie täglich den Bereich zwischen
Nabel und Schambein. Auf der dort gedachten
Linie liegen die Akupressurpunkte KG 1–8.
Über die Massage dieser auf dem Konzeptions-

gefäß liegenden Punkte können Sie alle Becken-
organe stimulieren.

Hauhecheltee bei Nierengries

Hauhechel fand bereits in der frühen Volksmedizin bei Mensch und Tier Anwendung:
Zubereitungen aus der Wurzel wurden bei
Harnwegsinfektionen und bei Steinleiden
eingesetzt.

- 20 g Bibernelle, 20 g Hirtentäschel, 20 g Bärentraube, 20 g Knöterich, 20 g Hauhechelwurzel gut mischen.
- Einen Esslöffel der Kräutermischung in eine
  Kanne geben und mit ½ Liter kaltem Wasser
  übergießen. Das Ganze einige Stunden
  ziehen lassen.
- Den Ansatz 2–5 Minuten kochen und den
  Absud dann weitere 10 Minuten ziehen
  lassen. Anschließend abseihen.
- Über den Tag verteilt 2–4 Wochen täglich
  von dem Tee trinken.

Vogelknöterichtee bei Nierenkoliken

Vogelknöterich enthält ätherische Öle, Schleim,
Kieselsäure und Flavonoide. Er wirkt adstringierend, blutstillend, harntreibend, sedativ und
wundheilend. In der frühen Volksheilkunde fand
er bereits Verwendung bei Steinleiden, Durchfall
und Diabetes. Junge Stängel und Blätter lassen
sich übrigens wie Gemüse verwenden.

- 20 g Hirtentäschel, 10 g Hagebutten,
  10 g Vogelknöterich, 10 g Wegwarte sorgfältig mischen.
- Einen Teelöffel der Mischung mit einer Tasse
  (150 ml) kochendem Wasser übergießen
  und den Aufguss 10 Minuten ziehen lassen.
  Anschließend abfiltern. Dreimal täglich eine
  Tasse davon trinken.

Liebstöckeltee bei Nierensteinen

Liebstöckel, das sogenannte Maggikraut, enthält
Quercetin, dessen entzündungshemmende
Wirkung hier zum Einsatz kommt. In der Traditionellen Chinesischen Medizin wird Liebstöckel
bei Nierenbeckenentzündungen und Ödemen
verwendet.

- 10 g Eibischwurzel, 15 g Zinnkraut,
  5 g Bibernelle, 5 g Liebstöckelwurzel,
  15 g Bohnenschalen miteinander mischen.
- Einen Teelöffel der Mischung mit einer Tasse
  (150 ml) kochendem Wasser übergießen
  und den Aufguss 10 Minuten ziehen lassen.
  Anschließend abseihen. Morgens und
  abends schluckweise eine Tasse von dem
  Tee trinken.

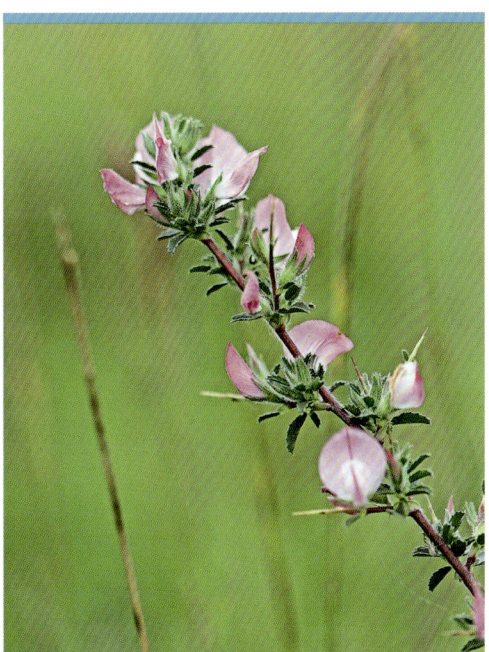

Hauhechel ist etwas in Vergessenheit geraten, hat
an Wirksamkeit aber nichts verloren.

Blase und Harnwege

Wie ein dünner Schlauch von gut 20 cm Länge verbindet der Harnleiter die Nieren mit der Blase. So bilden die urologischen Organe eine Gesamtheit. Bei bestimmten Beschwerden wie Entzündungen der Harnwege, Nierensteinen oder Blasenentzündung können die Organe aber auch separat therapiert werden.

Durchspültee

Verwenden Sie die Echte Goldrute (*Solidago virgaurea*) für diesen Tee und Bohnenschalen der Gartenbohnen (*Phaseolus vulgaris*).

- 20 g Goldrutenblüte, 10 g Bohnenschale ohne Samen, 10 g Brennnesselblätter,

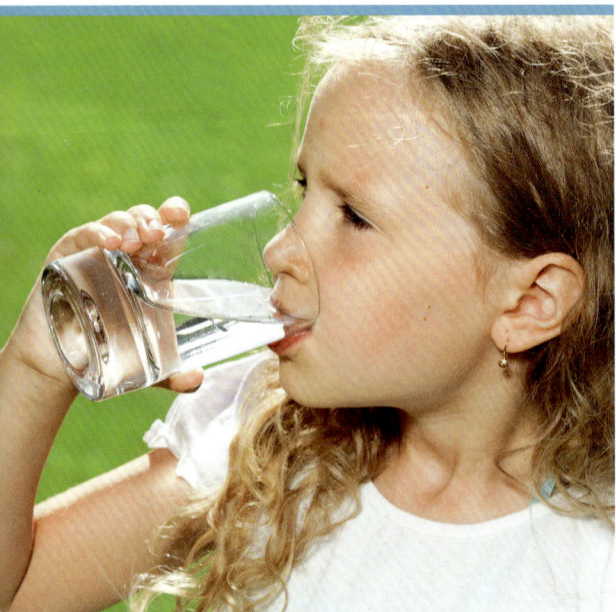

Das A und O für einen gesunden Organismus ist die Flüssigkeitszufuhr. Schon bei Kindern.

10 g Pfefferminzblätter, 10 g Holunderblüten vermischen.

- Einen Teelöffel der Mischung mit einer Tasse kochendem Wasser (150ml) übergießen. Anschließend den Aufguss etwa 10 Minuten abgedeckt ziehen lassen, dann abfiltern.
- Dreimal täglich über 4–6 Wochen eine Tasse davon trinken.

Bärentraubentee bei Harnwegsinfekten

Als leichtes Antibiotikum sind Bärentrauben-blätter mit der enthaltenen antibakteriell wirken-den Substanz Arbutin ein sehr gutes Mittel bei Harnwegs- und Blasenentzündungen. Arbutin wird im Körper zu dem Stoff Hydrochinon um-gewandelt, der die Vermehrung der Bakterien stoppt. Da Arbutin jedoch im sauren Milieu an Wirkung verliert, ist es hilfreich, während der Einnahme des Tees alle sechs Stunden ein Glas Natronwasser zu trinken und während der Zeit der Tee-Einnahme auf saure Obstsäfte zu verzichten.

Bärentraube sollte bei Ödemen, die durch Herz-Nieren-Funktionsstörungen entstanden sind, nicht verwendet werden.

- 10 g Löwenzahn, 10 g Brennnessel, 10 g Bärentraubenblätter gut vermischen.
- Drei Esslöffel der Mischung in eine Kanne geben und mit einem Liter kochendem Was-ser übergießen. Den Aufguss 10 Minuten ziehen lassen, dann abseihen.
- Über den Tag verteilt mindestens 1–2 Wo-chen lang den Tee trinken.

Natronwasser

Natron gibt es in jedem Supermarkt zu kaufen. Für das Wasser wird ein Teelöffel Natron in einem Liter Wasser aufgelöst.

Akute Harnwegskatarrhe

Bei einer akuten Zystitis, wie Harnwegskatarrhe wissenschaftlich genannt werden, sind meist *Escherichia coli*-Bakterien der Auslöser, aber auch *Staphylokokken* und andere Bakterien können im Spiel sein. Diese Bakterien dringen in die Harnröhre ein und haken sich mit einer Art kleinen Füßchen an den Schleimhäuten fest, wodurch die Entzündung dann ausgelöst wird. Bei Männern ist eine Harnwegsinfektion manchmal mit einer vergrößerten Prostata verbunden, und das sollte bei solchen Beschwerden beim Arzt abgecheckt werden. Eine nicht ausgeheilte Blasenentzündung kann in den chronischen Verlauf übergehen. Dann stirbt zunehmend Blasengewebe ab, was zu einer Blasenschrumpfung führen kann. Oder die Bakterien wandern über die Harnleiter zu den Nieren und entzünden dort das Gewebe.

Unkraut nennt man die Pflanzen, deren Vorzüge noch nicht erkannt worden sind.
(Ralph Waldo Emerson, Philosoph, † 1882)

Queckentee bei Harnwegskatarrh

Die Quecke *(Elymus repens)* ist als beinahe unverwüstliches »Unkraut« bekannt, dabei hat sie weitaus mehr zu bieten. Sie enthält Schleim-

stoffe, Saponine, Kieselsäure, Eisen, Vitamin A und B. Queckenwurzeltee durchspült die Nieren und hilft bei Harnverhaltung.

- Einen Teelöffel Queckenwurzel mit einer Tasse kochendem Wasser (150 ml) übergießen, den Aufguss etwa 10 Minuten abgedeckt ziehen lassen, dann abfiltern.
- Dreimal täglich eine Tasse über einen längeren Zeitraum trinken.

Bei akuten und chronischen Nierenentzündungen wie auch bei der Frauen häufig plagenden Blasenentzündung hat sich in der Volksmedizin auch ein Tee bewährt, der zu gleichen Teilen aus Queckenwurzel und Bärentraube gemischt ist. In zahlreichen Fällen kann damit sogar eine Antibiotikatherapie vermieden werden.

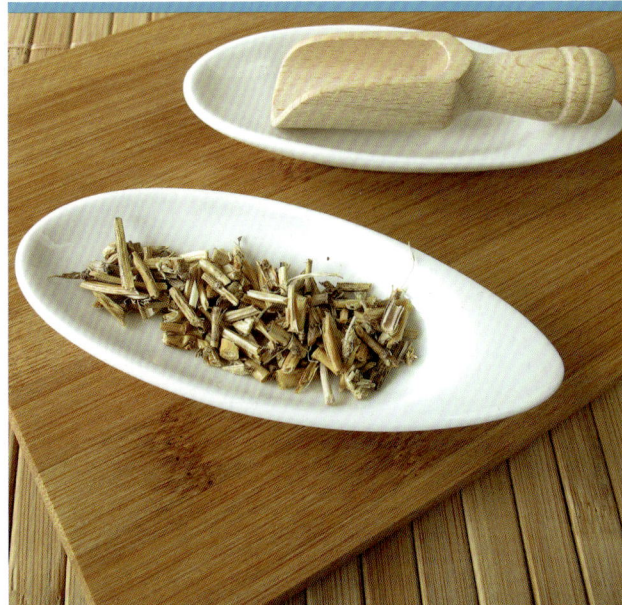

»Acker-Unkraut« mit Heilkräften: Die Quecke birgt bei näherer Betrachtung nützliche Wirkstoffe.

Cranberry für die Blase

Die aus Nordamerika stammende Pflanze ist einfach genial, wenn es sich um eine bakterielle Blasenentzündung handelt. Sie enthält Proanthocyanidine (PACs, einzigartige sekundäre Pflanzenstoffe), die verhindern, dass sich weitere Bakterien festsetzen, und dafür sorgen, dass sie mit dem Harn ausgeschieden werden, bevor sie Entzündungen auslösen. In der Forschung wurde jetzt auch bestätigt, dass die roten Früchte zudem bei Infektionen mit *E. coli*-Bakterien, das sind Darmbakterien, die irrtümlicherweise in die Harnröhre gelangt sind, gute Dienste leisten.

TIPP Für eine optimale Wirksamkeit sollten Sie darauf achten, dass die Tagesration der Kapseln oder des Pulvers auf jeden Fall 36 mg Proanthocyanidine enthält.

Blasenentzündung bei Kindern

Wenn Ihr Kind an einer Blaseninfektion leidet, stellt der Arzt fest, um welche Keime es sich handelt. Bei häufigen Infektionen sollte auch an eine Fehlbildung des Harntraktes gedacht werden.
Cranberrysaft oder Cranberry in Form von Kapseln oder Pulver ist auch für Kinder ein ausgezeichnetes und zudem schnell wirkendes pflanzliches Mittel bei Blasenentzündung, zudem völlig ohne Nebenwirkungen. Das Pulver wird einfach in Wasser aufgelöst, das wird für Kinder einfacher sein, als Kapseln zu schlucken.

Dazu viel Kräutertee mit Honig und noch eine Wärmflasche auf den Bauch. Das tut nicht nur der verkrampften Muskulatur gut, sondern auch dem verängstigten kindlichen Gemüt.

Als Durstlöscher bei Blasen- oder Nierenentzündungen müssen auch Kinder viel trinken, dafür können Sie zum Beispiel eine Schorle zubereiten, die zudem die krank machenden Bakterien zerstört. Verwenden Sie dafür Preiselbeeren, Cranberrys oder Johannisbeeren. Werden 300 ml Saft getrunken, setzen sich die Bakterien nicht an der Blasenschleimhaut fest und werden schneller ausgespült.

Blaseninfektion in der Schwangerschaft

Statistisch betrachtet leiden 15 Prozent aller Frauen während der Schwangerschaft an einer Blasenentzündung. Zumeist tritt sie in den letzten drei Monaten der Schwangerschaft auf. Das ist eine kritische Zeit, in der durch Infektionen auch das Baby Schaden nehmen kann. Die Gründe für eine Blasenentzündung sind vielzählig. Eine große Rolle spielt sicher die Hormonveränderung, da sich damit auch das Scheidenmilieu verändert und Keime es daher leichter haben, in die Harnröhre zu gelangen. Hinzu kommt, dass während der Schwangerschaft die körpereigenen infektionshemmenden Stoffe verringert sind. Das Hormon Progesteron verlangsamt zudem den Urinabfluss, wodurch ein Urinstau den Bakterien Zeit gibt, sich anzusiedeln. Da die Keime über die Gebärmutter das Ungeborene belasten und die Infektion Frühwehen oder sogar eine Fehlgeburt auslösen können, ist eine ärztliche Behandlung dringend notwendig.

Verwenden Sie in der Schwangerschaft für Ihre Intimhygiene milde (pH-neutrale) Seifen. Tragen Sie besonders im Sommer nur Baumwollunterwäsche. Gehen Sie nach dem Sex kurz zum Wasserlassen auf die Toilette, das schützt davor, dass Bakterien zur Blase aufsteigen. Leeren Sie beim Toilettengang Ihre Blase immer vollständig und regelmäßig. Fünf- bis sechsmal am Tag ist die Regel. Halten Sie den Urin nicht unnötig, etwa aus Zeitgründen, zurück. Trinken Sie ausreichend, etwa zwei Liter Wasser am Tag, und unterstützen Sie den Heilungsprozess mit Cranberrypulver und Kräutertees.

Symptome einer Blasenentzündung

- Brennen und Schmerzen beim Wasserlassen
- Häufiger Drang zum Wasserlassen
- Schmerzen im Beckenbereich
- Schmerzen im unteren Rücken
- Grippeähnliches Befinden
- Schüttelfrost im Wechsel mit Hitzegefühl
- Trüber, übel riechender Urin
- Blut im Urin

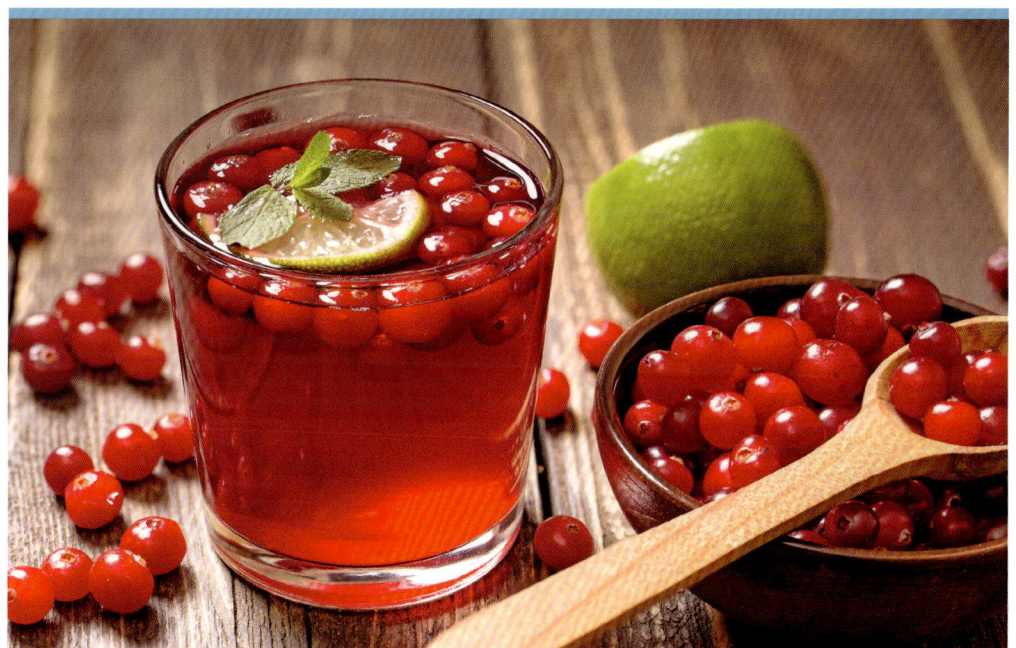

Es ist sogar wissenschaftlich bewiesen, dass die Inhaltsstoffe der Cranberrys der Blase guttun. Und als Schorle schmeckt sie Kindern ganz besonders.

Prostataleiden

Die Prostata ist eine wichtige Drüse des männlichen Fortpflanzungssystems. Sie hat im normalen Zustand ungefähr die Größe einer Walnuss und befindet sich unterhalb der Blase.
Sie produziert u. a. das Prostatasekret, das der Ernährung der Spermien dient und diesen ihre Fortbewegung ermöglicht.
Gesundheitliche Störungen wie eine Vergrößerung dieser Drüse machen sich vielfältig bemerkbar. Beispielsweise treten Schmerzen beim Wasserlassen und im Unterleib auf, vermehrtes Wasserlassen besonders in der Nacht, Unvermögen zu urinieren oder Impotenz.

Kurkuma zählt unübersehbar zu den Ingwergewächsen und scheint krebshemmende Eigenschaften zu haben.

A little bit Kurkuma

Kurkuma steht im südostasiatischen Raum seit Jahrhunderten als Gewürz und als Heilmittel zur Verfügung. Nun wird es zunehmend im Interesse der Pharmaindustrie erforscht. Die Gelbwurzel *(Curcuma longa)* zählt zu den Ingwergewächsen und soll alle inneren und äußeren Signal- und Stimulationswege von Krebszellen hemmen können, ohne das biologische Zellsystem zu schädigen.
Amerikanische Mediziner weisen darauf hin, dass die Wirkstoffe Curcumin und Quercetin auch erhöhte Wirksamkeit bei Brust- und Darmkrebs, Darmpolypen und Alzheimer zeigen. Es gibt verschiedene Präparate und Kombinationsmittel, beispielsweise mit Zwiebel oder Pfeffer. Andere Studien zeigten auf, dass bei Prostatapatienten häufig Zinkmangel vorliegt. Zink ist insgesamt für gut 200 Stoffwechselvorgänge im Körper notwendig.
Ebenfalls wird berichtet, dass Süßholzwurzel die Neubildung von Krebszellen behindern könne, sie wird bei chronischer Prostatitis und Prostatakrebs in Betracht gezogen.

Kurkuma Cocktail

500 ml Tomatensaft, 5 g Kurkumapulver, 1 g gemahlener schwarzer Pfeffer, drei Esslöffel Olivenöl mischen und über den Tag verteilt trinken, zunächst 4 Wochen lang.

Brennnesseltee bei Prostataentzündung

- 25 g Bohnenschalen, 25 g Zinnkraut, 25 g Brennnessel, 25 g Birke, 20 Löwenzahn, 20 g Schlehdornblüten vermischen.
- Einen Teelöffel der Mischung mit einer Tasse kochendem Wasser (150 ml) übergießen, den Aufguss etwa 10 Minuten abgedeckt ziehen lassen, danach abfiltern.
- Dreimal täglich schluckweise eine Tasse trinken.

Kräuterbad à la Kneipp

Machen Sie zwei Monate lang täglich Sitzbäder bei Unterleibsentzündungen oder Prostatabeschwerden mit einem Teeabsud aus Zinnkraut (Ackerschachtelhalm) oder Brennnessel.

- Eine gute Handvoll des Krautes mit 1–2 Litern kochendem Wasser übergießen.
- 10 Minuten ziehen lassen, abseihen und dem Sitzbadwasser beimengen.

Kur mit Kürbiskernöl

Besonders aus Österreich stammt ausgezeichnetes Kürbiskernöl, das eine tiefdunkelgrüne Farbe hat. Im Reformhaus bekommen Sie das Öl sicher. Nehmen Sie täglich einen Teelöffel davon über mehrere Wochen zu sich. Außerdem können Sie reichlich Kürbiskerne knabbern.

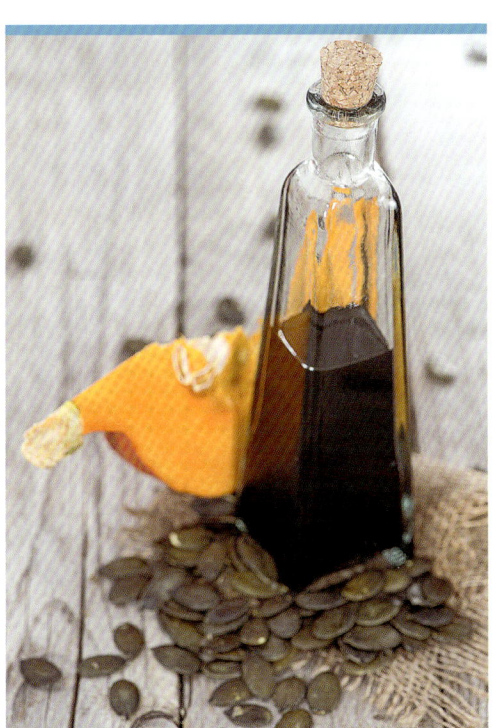

Der häufige Verzehr von Kürbiskernen hilft Männern bei Prostataleiden.

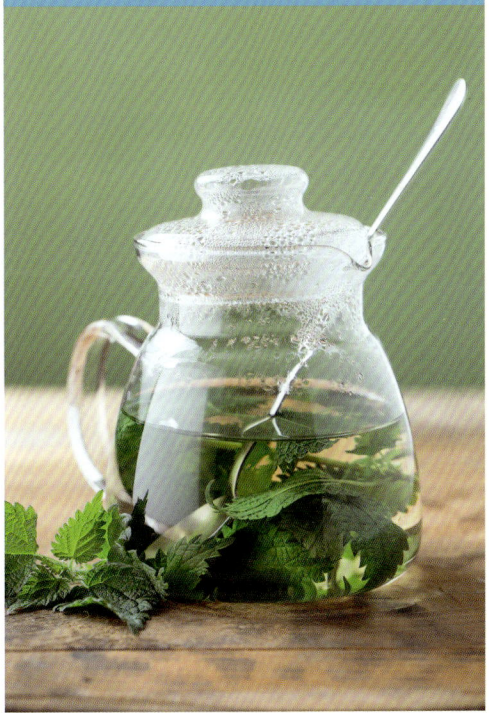

Die lange als Unkraut geschmähte Brennnessel schätzt man heute als Heilpflanze.

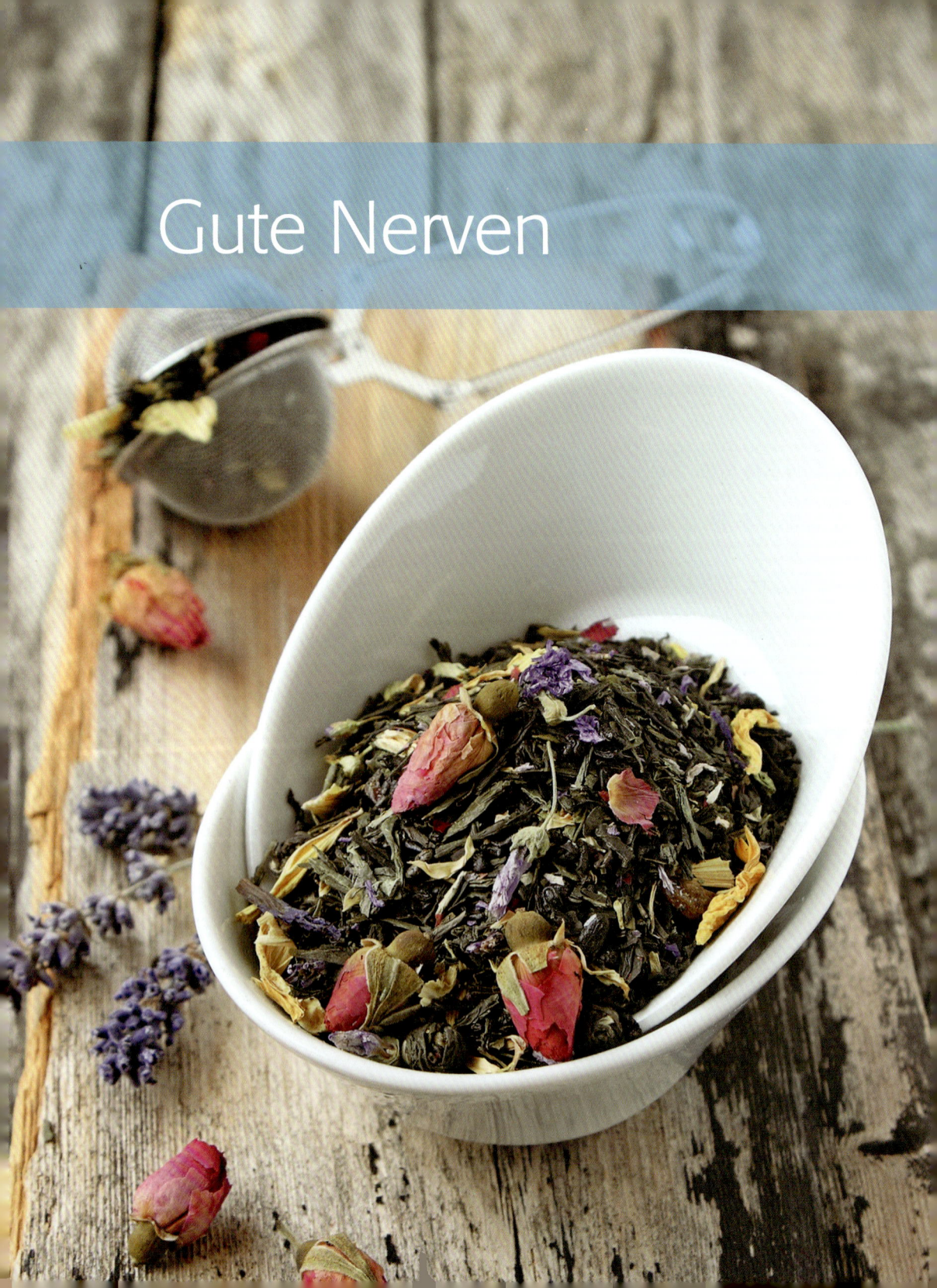

Gute Nerven

Der Seele Gutes tun

Nachts nicht schlafen können, Gedanken wälzen und am anderen Morgen erschöpft aufstehen, das kann man nicht lange aushalten, ohne dass es eine Reihe anderer Beschwerden nach sich zieht. Man wird gereizt, nervös und schon beim kleinsten Anlass bricht man in Tränen aus. Kommen dann noch andere Faktoren erschwerend hinzu – beruflicher Stress, familiäre Belastungen, Trennung vom Partner, Geldsorgen –, kann das schleichend zum Burnout führen. Und der Teufelskreis führt weiter in tiefere chronische Müdigkeit, Stimmungsschwankungen, Ärger, Angstgefühle oder Panikattacken. Da müssen die eigenen Anforderungen schnell zurückgeschraubt werden. Kein Mensch kann ständig Höchstleistung bringen.

Nehmen Sie sich Zeit für sich, versuchen Sie es. Gönnen Sie sich ein Wochenende für Spaziergänge in der Natur, hören Sie ruhige Musik und baden Sie in duftenden Essenzen. Einfach die Seele baumeln lassen. Überfordern Sie sich nicht selbst durch überzogene Erwartungen. Auch Ansprüche von anderen muss man einfach mal zurückweisen, sonst nagt die Überlastung an der Substanz. Verleihen Sie Ihrer Seele Flügel, geben Sie ihr die Möglichkeit, sich auszudrücken, beispielsweise durch Malen oder Schreiben, Tanz oder Musik. Vielleicht motivieren Sie die folgenden Rezepturen bei diesem Vorsatz. Scheuen Sie sich auch nicht, einen Homöopathen oder Therapeuten aufzusuchen oder mit guten Freunden über Ihre Sorgen zu sprechen. Auch Seelsorgedienste haben ein offenes Ohr für Sie. Erschöpfung, tiefer seelischer Schmerz oder Trauer sind keine Frage von Versagen, sondern ein dringender Hilferuf der Seele.

Kräuter, die helfen: Johanniskraut, Hopfen, Baldrian, Melisse, Rose, Lavendel, Passionsblume

Johanniskraut

Die gelb blühende »Sonnenpflanze« Johanniskraut *(Hypericum perforatum)* blüht zum Johannistag (24. Juni), dem Geburtstag von Johannes dem Täufer, erst richtig auf. Durch die ätherischen Öle, die Gerbstoffe und Flavonoide sowie zahlreiche andere Wirkstoffe ist Johanniskraut ein Mittel, das vornehmlich bei Depressionen und Schwermut, aber auch bei Entzündungen, Gicht, Verbrennungen und rheumatischen Erkrankungen hilft.

Die Äbtissin Hildegard von Bingen schreibt in ihrer »Physica«, dass Johanniskraut Melancholie vertreibe. Das gilt auch für Winterdepressionen, wenn Sie täglich einen Teelöffel Johanniskrautöl einnehmen. Allerdings braucht das Kraut einige Zeit, bis es Wirkung entfaltet, geben Sie nicht zu schnell auf. Falls Sie unter Depressionen leiden, tragen Sie helle Kleidung, keine schwarzen Sachen, und nehmen Sie eine orangefarbene Bettwäsche oder einen orangefarbenen Schal. Diese Farbe wirkt stimmungsaufhellend und wärmt, sie erinnert an die Strahlen der Sonne. Zitronendüfte, vor allem das ätherische Öl der Pampelmuse in einer Duftlampe, beleben die Stimmung und das ganze Gemüt.

Johanniskrauttee bei Erschöpfung

- Zwei Teelöffel Johanniskraut mit 250 ml kochendem Wasser übergießen und den Aufguss 10 Minuten ziehen lassen. Anschließend abseihen.
- Zwei- bis dreimal täglich eine Tasse trinken.

Johanniskraut-Massageöl

Bei Nervenschmerzen, Nervosität, Traurigkeit, Unruhe und Gliederschmerzen hilft eine Einreibung mit diesem besonderen Öl.

- 30 g Johanniskraut in ein Schraubglas füllen und mit 100 ml Olivenöl und 10 ml Weißwein übergießen. 2–3 Wochen an einem warmen Platz in die Sonne stellen.
- Hin und wieder durchschütteln. Abschließend abseihen und in eine saubere Braunglasflasche gießen. Als Einreibung anwenden.

Hopfentee bei Nervosität

- Einen Teelöffel Hopfen mit einer Tasse (150 ml) kochendem Wasser übergießen und den Aufguss 10 Minuten ziehen lassen. Danach abfiltern.
- Bei Nervosität und bei Schlafstörungen vor dem Einschlafen eine Tasse davon trinken.

Kamille-Kräuter-Tee zum Durchschlafen

- 20 g Baldrianwurzel, 15 g Hopfenzapfen, 15 g Kamillenblüten, 5 g Pfefferminze miteinander mischen.
- Einen Esslöffel der Mischung mit 250 ml kochendem Wasser übergießen und den Aufguss 10 Minuten ziehen lassen. Anschließend abfiltern.
- Täglich zwei- bis dreimal eine Tasse trinken.

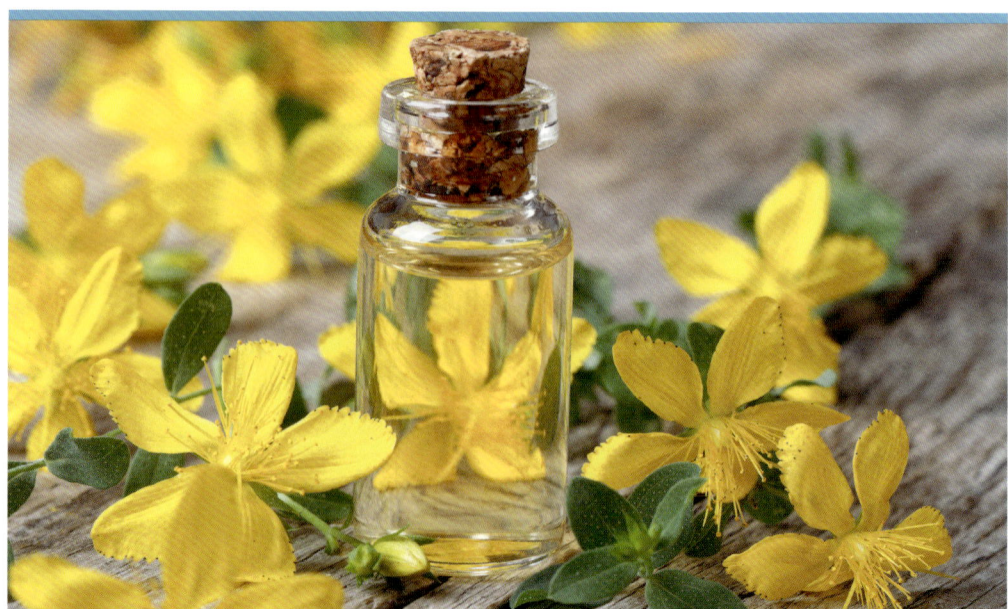

Johanniskraut wird auch in der Pharmazie zur Stimmungsaufhellung und bei Depressionen genutzt.

Melisse

Sie kennen vielleicht noch von der Großmutter oder dem Großvater das obligatorische Fläschchen »Klosterfrau Melissengeist«. Diesen wunderbaren Trunk gibt es noch immer und er hilft bei Seelenschmerz, schwachen Nerven, Kopfweh und Verspannungen. Ein oder zwei Teelöffel Melissengeist, in ein Glas warmes Wasser gerührt und getrunken, fördern ruhigen Schlaf.

Plinius der Ältere (23–79 n. Chr.) beschrieb Melisse zur Anwendung bei Hysterie. Und der Arzt Paracelsus († 1541) erklärte, Melisse sei das beste Mittel für das Herz. Aber nicht nur das organische Herz, sondern auch das spirituelle Herz öffnet sich für Energien, die das Leiden und die Ängste in höhere Ebenen tragen. Ätherisches Melissenöl wirkt tröstend, ermutigend, öffnend, wärmend und bringt den Menschen wieder in Einklang mit sich selbst.

TIPP

Ätherisches Melissenöl ist kostspielig. Häufig wird im Handel nur das preiswerte Citronella angeboten, es nennt sich »Melisse indicum«. Mit der echten Melisse hat das leider nichts zu tun. Fragen Sie bei Bedarf gezielt danach.

Melissentee zur Beruhigung und Nervenstärkung

Melisse beruhigt, Anis tut dem nervösen Magen gut und vermittelt, dass man sich beschützt und gestärkt fühlt.

- Je einen Teelöffel Minze, Melisse und zerstoßene Anissamen vermischen.
- Die Mischung mit 250 ml kochendem Wasser übergießen und den Aufguss 10 Minuten ziehen lassen. Anschließend abseihen.
- Nach Bedarf trinken.

Baldrian-Melissen-Bad

Nach einem anstrengenden Tag oder bei allgemeiner Erschöpfung ist ein Duftbad eine Wohltat.

- 30 g Baldrianwurzel, 15 g Melissenblätter, 15 g Lavendelblüten, 15 g Hopfenzapfen mischen.
- Mit 2–3 Litern kochendem Wasser übergießen. 10 Minuten ziehen lassen, abseihen und ins Badewasser gießen.
- Baden Sie nicht länger als 15 Minuten. Danach ruhen Sie ein wenig oder gehen direkt ins Bett, damit das Bad sich optimal entfaltet.

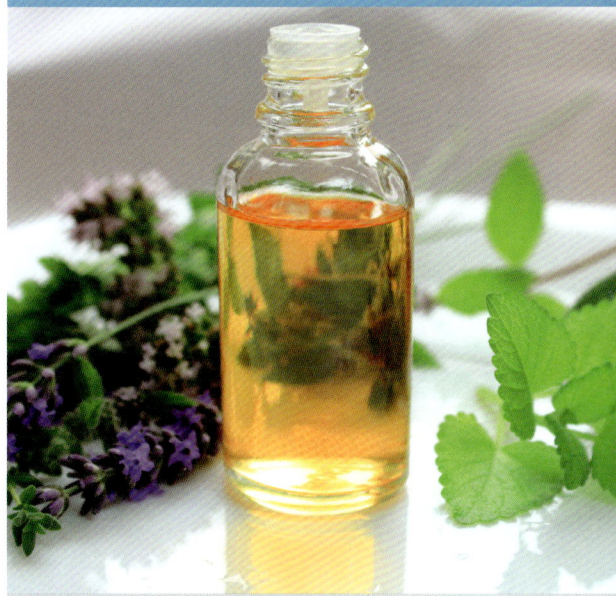

Ätherisches Lavendelöl entspannt und beruhigt.

Beruhigende Passionsblume

Schon die Ureinwohner Amerikas kannten und schätzten die wunderschöne Pflanze zur Beruhigung der Nerven. Verwenden Sie einen Tee (Basisrezept s. Seite 14) aus den Blüten und Blättern der Passionsblume (*Passiflora incarnata*) bei Nervosität, Schlaflosigkeit, Unruhe, seelischem Schmerz oder wechseljahresbedingten Schlafstörungen.

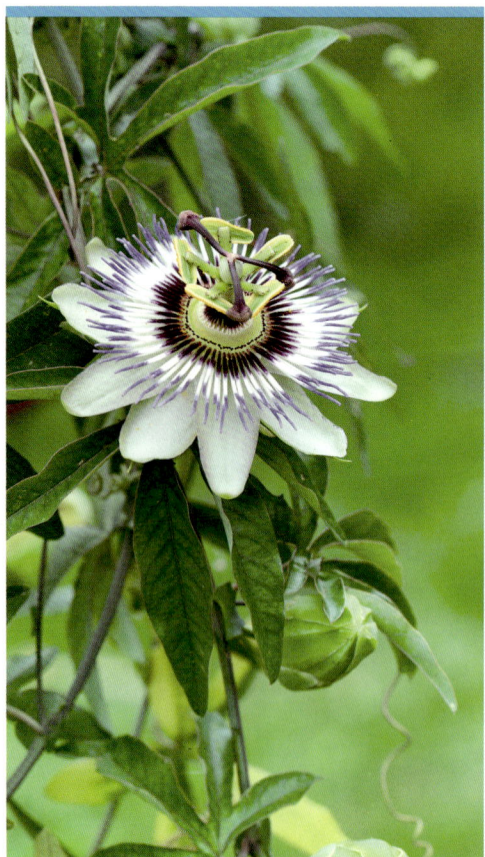

Die Blüten der Passionsblume sind ein Wunder der Natur – wie ihre beruhigenden Inhaltsstoffe.

Passionsblumen-Tinktur

- 10 g blühende Sprossspitzen der Passionsblume acht Tage lang in 50 ml 60-prozentigem Alkohol ziehen lassen und dann filtern.
- Bei Erschöpfung, Trauer oder Schmerzen tropfenweise bei Bedarf auf Zucker oder im Tee verwenden.

Rosenblüten bei Sorgen

Wenn Sorgen die Überhand gewinnen, dann möchte man am liebsten alle Probleme auf einmal lösen. Das wird aber nicht gelingen und man sinkt noch tiefer in Stressfaktoren hinein. Versuchen Sie erst einmal, das wichtigste Problem anzugehen und es mit einer erneuerten Wahrnehmung zu betrachten. Das könnte bedeuten, sich der Situation anzupassen, statt zu kämpfen, gelassen zu reagieren, Ruhe zu bewahren. Kampf ist ein verzehrendes Feuer, es erzeugt Aggression und Zorn. Das führt zu Entzündungen und macht alles noch schlimmer. Vielen Menschen hilft es beispielsweise, sich das Problem von der Seele zu schreiben, sich in der Natur zu entspannen oder bestimmte Atemtechniken anzuwenden.

Die Rose, seit je Symbol der irdischen wie auch der durch die Jungfrau Maria dargestellten himmlischen Liebe und auch Trösterin, enthält ätherisches Öl; allein ihr Duft zaubert ein Lächeln in manch trauriges Gesicht. Rosenöl wirkt außerdem entkrampfend und verdauungsfördernd, Öle und Gerbstoffe hemmen Entzündungen. Ein Tee aus zwei Teelöffeln Rosenblütenblätter sollten Sie trinken, wenn Sie das Gefühl haben möchten: »Jetzt habe ich Zeit für mich.« So entspannen Sie seelisch wie körperlich.

TIPP

Das echte ätherische Rosenöl oder das ebenso wirkende Melissenöl kann man vor dem Schlafengehen auf das Herzchakra tupfen, das ist die Stelle mittig im Brustkorb.

Königskerzentee bei Schlaflosigkeit

Die Königskerze ist von königlicher Statur, sie vermittelt Selbstbewusstsein und Stärke.

- Zwei Esslöffel (25 g) Königskerzenblüten in eine Kanne geben und mit einem Liter kochendem Wasser übergießen. 10 Minuten ziehen lassen, dann abseihen.
- Täglich zwei Tassen von dem Tee trinken.

Rosmarinwein bei Erschöpfung

- 20 g Rosmarin, 20 g Schlüsselblumen, 20 g Basilienkraut, 20 g Meisterwurz mischen.
- Drei Esslöffel davon in einem Topf mit einem Liter Weißwein aufgießen. Kurz aufkochen, 20 Minuten ziehen lassen, dann absieben.
- Bei Erschöpfung und Antriebsarmut trinkt man täglich ein kleines Gläschen davon.

Kräuterkissen – Balsam für die Seele

Bei Schlafstörungen, Nervosität, Stress und Sorgen ist ein duftendes Kräuterkissen wohltuend für die Seele. Durch Schütteln oder Zerdrücken setzen sich die Duftmoleküle immer wieder erneut frei und es riecht sofort wie frisch gefüllt. Für große Kräuterkissen können Sie als Grundfüllung auch Kräuterteemischungen verwenden,

die von der letzten Sammelsaison übrig geblieben sind. Fügen Sie getrocknetes Farnkraut hinzu, dadurch entsteht eine gleichmäßige Füllung. Duftende Rosen- oder Lavendelblüten, Minze, Majoran, Melisse, Zitronenthymian oder was sonst vorhanden, können als Füllung dienen. Was Sie verwenden, richtet sich nach Ihren persönlichen Duftvorlieben. Lassen Sie sich von Ihrer Intuition leiten, dann kommt genau das Kraut zu Ihnen, das Ihnen guttut und weiterhelfen will.

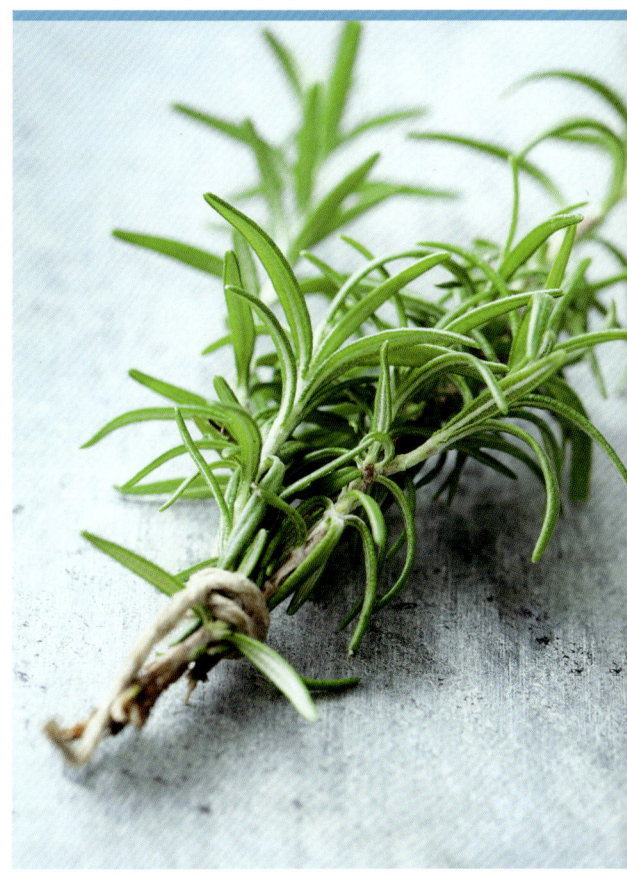

Mehr als nur ein leckeres Gewürz: Rosmarin wirkt anregend und belebend.

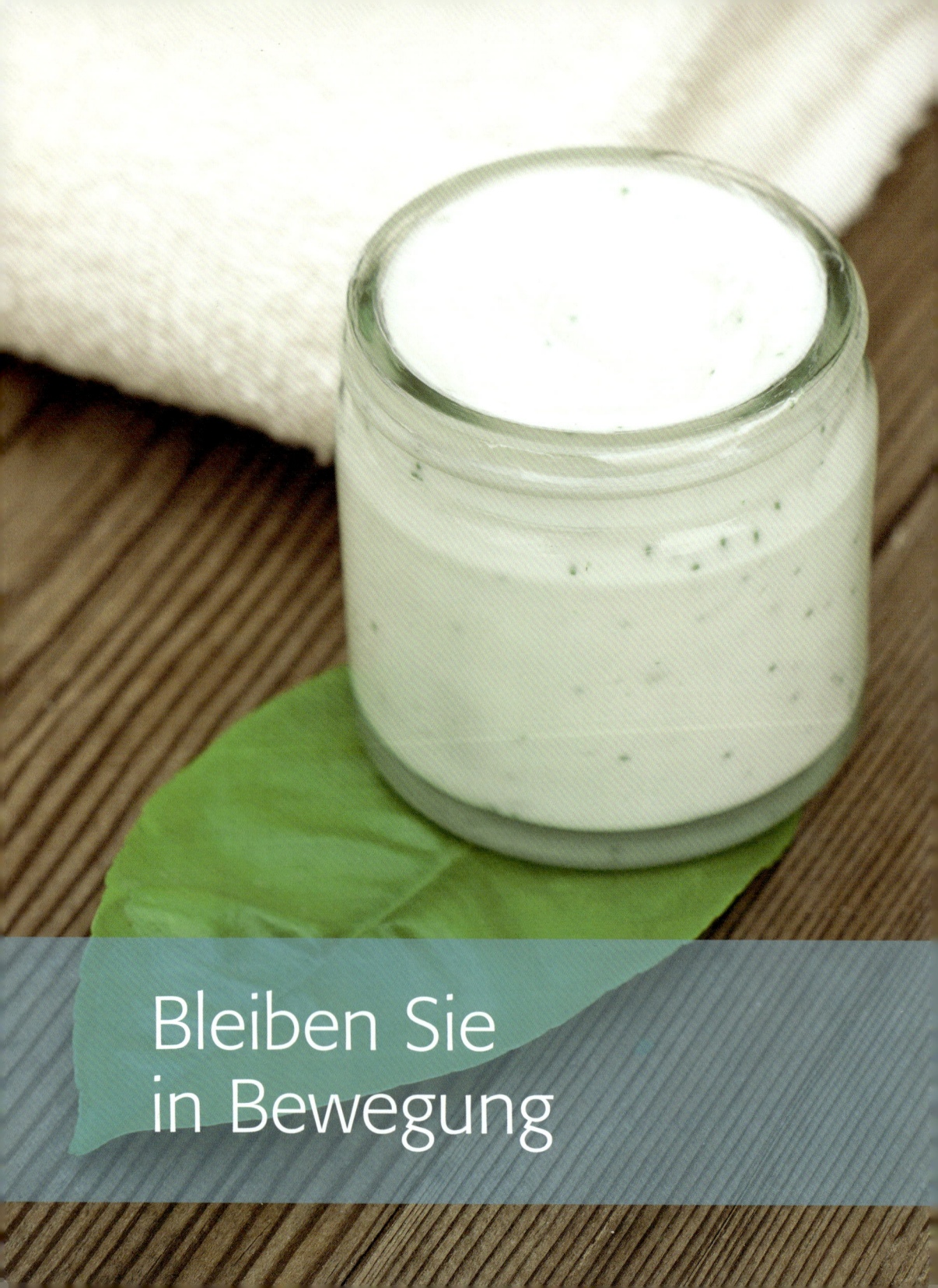

Bleiben Sie
in Bewegung

Das Kreuz mit dem Kreuz

Wer kennt das nicht, eine falsche Bewegung, und zack, kann man sich kaum noch von der Stelle bewegen. Im Mittelalter glaubte man, dass eine Hexe einen hinterrücks beschossen habe, wohl weil der Schmerz wie aus dem Nichts auftaucht. Wandert der Schmerz auch noch in das Gesäß und Bein hinein, spricht man auch von einer Lumboischialgie. Betroffen ist der Ischiasnerv, der im Rückenmarkskanal im unteren Lendenwirbelbereich und Kreuzbein liegt. Im seelischen Bereich spricht man dann davon, dass uns etwas blockiert, dass wir ein Problem oder einen Umstand wie auch Zustand zu starr und unflexibel aufrechterhalten. Kommen zu den ziehenden und stechenden Schmerzen, die kaum noch eine Bewegung zulassen, auch noch Taubheitsgefühle hinzu, kann es sich um einen Bandscheibenvorfall (Prolaps) handeln. Häufig ist die Bandscheibe zwischen dem 4. und 5. Wirbel oder dem 5. und dem Steißbein betroffen. Die Bandscheibe dient zwischen den Wirbeln wie ein Puffer zur Abfederung von Stößen und besteht aus einem Faserknorpelring und einem gallertartigen Kern. Diese Puffer sind gefüllt mit Nährstoffen, die sie an die Bandscheibe abgeben. Wenn die Bandscheibe »vorfällt«, ist aus diesem Pufferkern Flüssigkeit ausgetreten und drückt schmerzhaft auf einen Nerv. In diesem Fall müssen Sie zum Arzt. Bis dahin können Sie sich eine Beinwell- oder Arnikasalbe auftragen, um die Schockwirkung in den Zellen und den Schmerz zu lindern.

Kräuter, die helfen: Kalmus, Weidenrinde, Hauhechel, Petersilie, Zinnkraut

TIPP
Beinwellsalbe hilft bei der Regeneration von überdehnten und verletzten Sehnen und Bändern und lindert Muskelschmerzen (Rezept s. Seite 27). Legen Sie abwechselnd warme und kalte Kompressen daraus auf den unteren Rückenbereich auf.

Kalmustee bei Rückenbeschwerden
- 10 g Hauhechel, 10 g Kalmus, 10 g Pfefferminze, 5 g Kamille vermischen.
- Zwei Esslöffel der Mischung mit 500 ml Wasser überbrühen und 10 Minuten ziehen lassen. Anschließend abseihen.
- Morgens eine Hälfte von dem entzündungshemmenden und abschwellenden Tee warm, abends die andere Hälfte kalt trinken.

Beim Hexenschuss verhärten sich die Muskeln in der Umgebung der Lendenwirbelsäule. Warme Wickel und Auflagen, eine Wärmflasche oder ein Bad und Ruhe helfen, die Verspannungen zu lösen.

Weidenrindentee bei Hexenschuss
- 10 g Efeublätter, 10 g Lavendelblüten, 10 g Gänsefingerkraut, 15 g Teufelskralle, 15 g Königskerzenblüten, 20 g Weidenrinde, 20 g Sternanis vermischen.
- Zwei Esslöffel der Mischung in eine Kanne geben und mit einem Liter kochendem Wasser übergießen. Den Aufguss 10 Minuten ziehen lassen, dann abseihen. Den Tee über den Tag verteilt trinken.

Petersilien-Weinraute-Olivenöl-Packung

Mit dieser Packung werden schmerzende Stellen regelmäßig eingerieben. Weinraute darf aber nicht als Langzeitanwendung und nicht in der Schwangerschaft genommen werden. Alternative: Einreibungen mit Johanniskrautöl (Rezept Seite 28) werden seit Jahrhunderten bei Hexenschuss angewendet.

- 10 g frische Petersilienblätter, 40 g Weinrautenblätter sehr fein hacken und vermischen.
- Die Mischung in 100 ml Olivenöl kurz braten, dann einige Stunden oder über Nacht ziehen lassen.
- Das Ganze nochmals leicht erwärmen, damit es wieder flüssiger wird, und durch ein Sieb gießen. Sofort in verschließbare, saubere Tiegel füllen.

Beinwellwurzel-Kräuterauflage bei Überanstrenung

- 20 g Arnika, 20 g Farnkraut, 20 g Beinwellwurzel, 20 g Hirtentäschel, 20 g Thymian gut miteinander vermischen.
- Auf einen Liter Wasser nimmt man 50 g von dieser Kräutermischung, setzt kalt an, lässt 2 Minuten aufkochen und dann 10 Minuten ziehen lassen. Anschließend durch ein Sieb schütten.
- Die gekochten Kräuter auf ein Tuch geben, die Enden zusammenschlagen und das Tuch auf die schmerzende Stelle legen. Wenden Sie die Kräuterauflage nach Belieben mehrmals täglich an. Den Absud können Sie auch noch als Wickel oder Kompresse verwenden.

Zinnkraut

Die Wirkstoffe des Ackerschachtelhalms (Equisetum arvense), wie Zinnkraut richtig heißt, kommen wegen seiner durchspülenden Eigenschaften den Nieren zugute. Aber auch die Muskeln und Sehnen profitieren von der gewebestärkenden und entzündungswidrigen Kieselsäure.

Zinnkrauttee bei Rückenschmerzen

- 10 g Lindenblüten, 20 g Zinnkraut, 30 g Schafgarbe, 20 g Basilikum, 20 g Baldrian vermischen.
- Drei Esslöffel der Mischung in eine Kanne geben und mit einem Liter kochendem Wasser übergießen. Den Aufguss 10 Minuten ziehen lassen, dann abseihen. Den Tee über den Tag verteilt trinken.

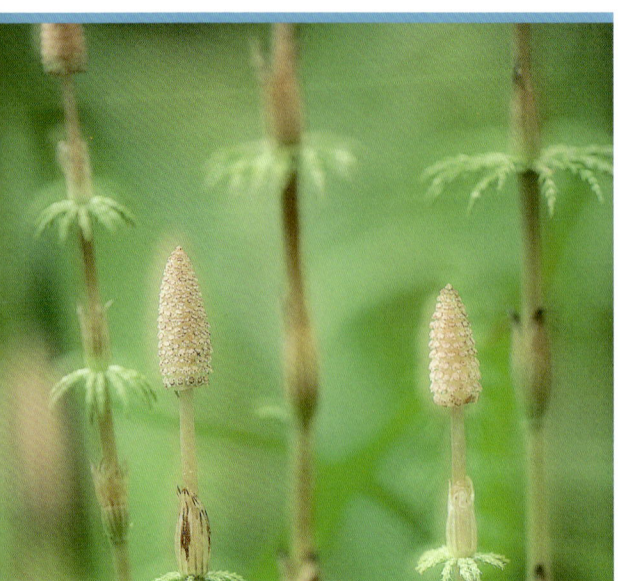

Acker-Schachtelhalm nennt man auch Zinnkraut: Es diente früher zur Reinigung von Zinn.

Rheuma

Spricht man von Rheuma, ist damit meist eine rheumatoide Arthritis gemeint. Das ist der Fall, wenn das Abwehrsystem die körpereigenen Zellen als Fremdstoffe definiert und dadurch irrtümlich angreift. Insgesamt handelt es sich um eine chronische, entzündliche, den ganzen Körper betreffende Erkrankung des Bindegewebes. In späteren Phasen der Erkrankung können neben Gelenken wie den Handwurzelgelenken, Fußgelenken, Knien und Schultern sowie der Halswirbelsäule auch innere Organe mit Bindegewebe geschädigt werden. Beispiele hierfür sind Entzündungen von verschiedenen Schichten der Augenwand (Skleritis und Episkleritis), Herzbeutelentzündung (Perikarditis) und Bindegewebsvermehrung der Lunge (Lungenfibrose). Allgemein beginnt die Krankheit schleichend und schubartig, sie wird zuweilen auch erst spät erkannt, weil die rheumatoide Arthritis in ca. 70 % anfangs seronegativ ist, das bedeutet, es lassen sich keine Antikörper, also Entzündungen im Blut nachweisen. Schulmedizinisch kann bisher nur symptomatisch therapiert werden.

Hinter dem Sammelbegriff »Rheuma« verbergen sich also eine Vielzahl an verschiedenen Erkrankungen und Symptomen wie z. B. Rückenschmerzen, Gliederreißen, Muskel- oder Sehnenschmerzen. Auch Osteoporose kann in der Folge dazu übergehen. Daher kann es keine einheitliche Behandlung geben und es sollte grundsätzlich die Aufgabe des Arztes bleiben, den Erkrankungstyp festzustellen und eine Behandlungsstrategie festzulegen.

Man kann diese Beschwerden in vier verschiedene Gruppen unterteilen:

1. Gelenkerkrankungen durch Verschleiß wie beispielsweise Arthrosen; ein örtliches begrenztes Geschehen.

2. Gelenkerkrankungen durch Entzündungen wie beispielsweise Arthritis und Morbus Bechterew.

3. Erkrankungen der sogenannten Weichteile wie bei Fibromyalgie, z. B. Sehnen, Unterhautgewebe, Muskeln.

4. Rheumatische Beschwerden als Begleiterscheinungen anderer Erkrankungen des Körpers wie z. B. Gicht, Diabetes, Stoffwechselerkrankungen, Infektionen oder Fibromyalgie.

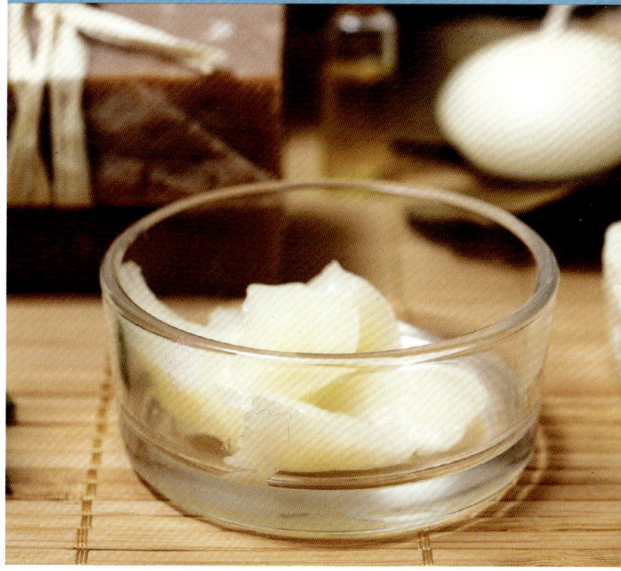

Kräutersalben können nach Rücksprache mit Ihrem Arzt auch rheumatische Beschwerden lindern.

Arthrose und Arthritis

Arthrose ist ein Gelenkverschleiß. Die schützende Knorpelschicht der Gelenke wird immer dünner, bis die Knochenenden aufeinander reiben und das Gelenk in der Bewegung eingeschränkt ist und schmerzhaft reagiert. Übersäuerung durch falsche Ernährung begünstigt den Verlauf. Ein Entsäuerungsprogramm, Basenbäder und eine Ernährungsumstellung können ihn hingegen vermindern.

Arthritis ist dagegen eine akute Erkrankung. Es wird vermutet, dass Bakterien oder körpereigene Antikörper das Knorpelgewebe angreifen, Entzündungen hervorrufen und das Gelenk nachhaltig schädigen. Zur Schmerzreduktion auf arachidonsäurehaltige Nahrungsmittel wie Fleisch und andere tierische Nahrungsmitteln verzichten. Fisch, Leinöl oder Walnüsse enthalten mehrfach ungesättigte Fettsäuren wie Omega-3-Fettsäure, die nachweislich Entzündungen hemmt und für eine Vielzahl essenzieller Prozesse im Körper notwendig ist.

Hauhechelwurzeltee bei Arthritis

- 25 g Mädesüßblüten, 25 g Hauhechelwurzel, 25 g Bruchkraut, 5 g Wacholderbeeren vermischen.
- Einen Teelöffel der Mischung mit einer Tasse (150 ml) kochendem Wasser übergießen und den Aufguss 10 Minuten ziehen lassen. Danach abfiltern.
- Schmerz- und entzündungshemmend. Dreimal täglich eine Tasse trinken.

Zinnkrauttee bei Arthritis

- 1 Esslöffel Zinnkraut (Ackerschachtelhalm) mit ¼ Liter kochendem Wasser übergießen.

- 10 Minuten ziehen lassen, dreimal täglich eine Tasse trinken.

Eschenblätterauflage bei Arthrose in den Fingergelenken

Bei Fingerarthritis kann die Esche besondere Hilfe geben.

- Drei Handvoll Eschenblätter in ½ Liter Wasser für circa 5 Minuten köcheln lassen. Absieben und die Blätter auffangen.
- In dem Teeaufguss ein dünnes Tuch tränken, auswringen und die weichen, warmen Blätter darin einwickeln.
- Die Blätter um die Handgelenke oder Fingerknöchel legen und mit einer Mullbinde oder einem Heftpflaster fixieren. Nach Belieben mehrmals täglich anwenden.

TIPP Wie bei allen rheumatischen Formen ist auf eine fleischarme Ernährung und Regulierung des Säure-Basen-Gleichgewichts zu achten. Nehmen Sie einen Esslöffel Apfelessig, den Sie in ein Glas warmes Wasser geben und vermischen. Dazu kann man nach Belieben noch einen Teelöffel Honig hineingeben. Trinken Sie bei allen entzündlichen Gelenkschmerzen pro Tag zweimal über einige Wochen hindurch ein Glas davon.

Lebertran-Orangen-Saft gegen Arthritis

Lebertran ist nicht jedermanns Sache. Fest steht aber, dass Lebertranöl reich an Omega-3-Fettsäuren, Jod, Phosphor, Vitamin E, A und D ist. Er wird u. a. aus Kabeljau und Dorsch gewonnen. Einem Bericht des britischen Fachmagazins

New Scient zufolge hemmt Lebertran ein Enzym mit Namen Cox-2, das bei der Entstehung von Entzündungen und Gelenkschwellungen beteiligt ist. Er soll außerdem einen schmerzlindernden Effekt haben wie Aspirin.
Versuchen Sie es und nehmen Sie täglich einen Teelöffel Lebertran pur oder gemischt mit Orangensaft ein.

Teufelskralle-Tee bei Arthrose

- Einen gestrichenen Teelöffel zerriebene Teufelskrallenwurzel mit 250 ml kochendem Wasser übergießen, über Nacht ziehen.
- Vor dem Trinken nochmals erwärmen. Trinken Sie den Tee über mehrere Wochen, da Teufelskralle einige Zeit braucht bis sie ihre heilenden Wirkstoffe im Körper entfaltet.

Lebensmittel mit Omega-3-Fettsäuren

pro 100 g
- Hering 4,03 g
- Makrele 4,06 g
- Schillerlocke 5,71 g
- Walnüsse 7,49 g
- Sojaöl 7,7 g
- Weizenkeimöl 7,8 g
- Rapsöl 9,15 g
- Walnussöl 12,9 g
- Leinsamen 16,7 g
- Leinöl 52,2 g

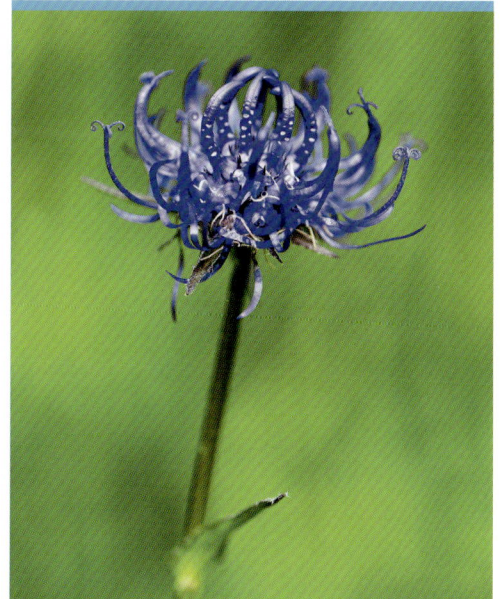

Kaum zu glauben, dass eine so schöne Pflanze einen so diabolischen Namen trägt: Teufelskralle.

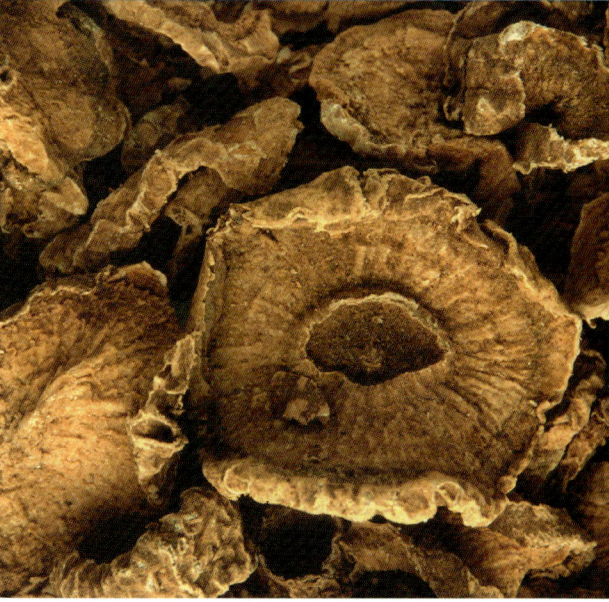

Ein Tee aus den Wurzeln der Teufelskralle hilft bei arthritischen Beschwerden.

Mögen Sie Kakao?

Die Natur hält noch zahlreiche Überraschungen parat. Probieren Sie doch mal eine Tasse Milch (oder Wasser) mit echtem Kakao und fügen Sie Honig, Kurkuma, Chilipulver, schwarzen Pfeffer und Zimt hinzu.

Aus dem Samen der Kakaobohne wird durch Fermentieren Kakao gewonnen. Seine Wirkstoffe, wie etwa Polyphenole, sind sekundäre Pflanzenstoffe und die Gerbstoffe schützen vor freien Radikalen und wirken entzündungshemmend. Die im echten Kakao enthaltenen Flavanole sind starke Antioxidanzien.

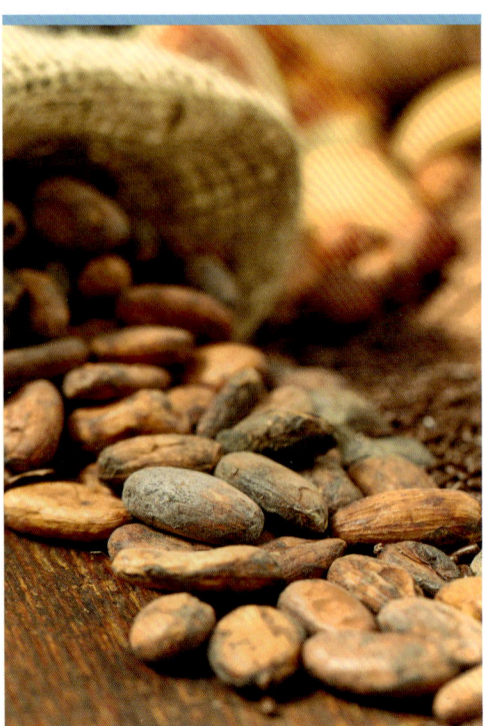

Echter Kakao enthält sekundäre Pflanzenwirkstoffe, die vor freien Radikalen schützen.

Quark und Öl

Quark-Öl-Packung

- Verrühren Sie ein Päckchen Quark mit etwas nativem Olivenöl und stellen Sie die Mischung in den Kühlschrank.
- Die gekühlte Mischung auf ein Baumwolltuch streichen und auf die schmerzenden Gelenke legen. 30 Minuten einwirken lassen.

Giersch

Die lästige Eigenschaft von Giersch, übermäßig lange Rhizome zu bilden, bringt wohl jeden Gärtner zur Verzweiflung. Aber diese tapfere, unverwüstliche Pflanze sollte auch von ihrer guten Seite betrachtet werden. In der Volksmedizin wird sie seit je als Heilmittel bei Gicht und anderen rheumatischen Erkrankungen gelobt. Ihr lateinischer Name *Aegopodium podagraria* bedeutet liebevoll »die Gicht heilendes Ziegenfüßchen«.

Sie können Giersch als Quark, als Salat oder Spinat zubereiten, dann kommen seine durchblutungsfördernden, schmerzstillenden und harntreibenden Eigenschaften dem Körper schmackhaft zugute. Außerdem ist er reich an Vitamin C, Kalium, Kalzium, Bor und Zink.

Bei schmerzenden Körperstellen können Sie mit dem Gierschkraut auch Umschläge machen. Dafür quetschen Sie das Kraut etwas und legen die gewalkten Blätter auf Gichtknoten oder insgesamt auf schmerzende Körperstellen. Wenden Sie die Umschläge nach Belieben mehrmals täglich an.

Giersch-Quark

- Eine kleine Handvoll möglichst junger Gierschblätter schön klein hacken und mit einer Packung Frischkäse oder Quark mischen.
- Mit Salz, Pfeffer und einem Spritzer Zitrone abschmecken. Dazu Pellkartoffeln.

Giersch-Limonade bei Gicht

- ½ Liter Apfelsaft, ¼ Liter Mineralwasser, ½ Zitrone, fünf oder mehr gestielte Gierschblätter, ein Stängel Zitronenmelisse
- Zitrone und Kräuter waschen, die Zitrone in Scheiben schneiden. Den Apfelsaft in eine Glaskanne geben, Kräuter und Zitronenscheiben hinzufügen. Mindestens sechs Stunden, noch besser über Nacht, ziehen lassen.
- Kräuter und Zitronenscheiben entfernen und mit dem Mineralwasser aufgießen. Süßen nach Geschmack und gekühlt genießen.

Giersch-Frischsaft-Frühjahrskur

Für eine 10-tägige Frühjahrskur täglich neu aus den frischen Trieben Saft pressen und im Verhältnis 1:5 mit Mineralwasser oder Buttermilch verdünnen. Die Dosis allmählich steigern: am ersten Tag einen Esslöffel Gierschsaft am zweiten zwei Esslöffel. Diese Kur soll den Stoffwechsel anregen, entschlacken und entgiften.

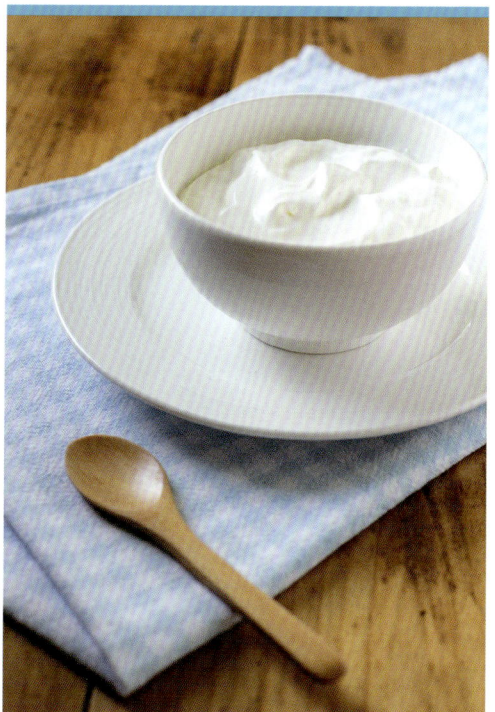

Die Kombination von Kräutern mit Quark schmeckt und ist zudem besonders gesund.

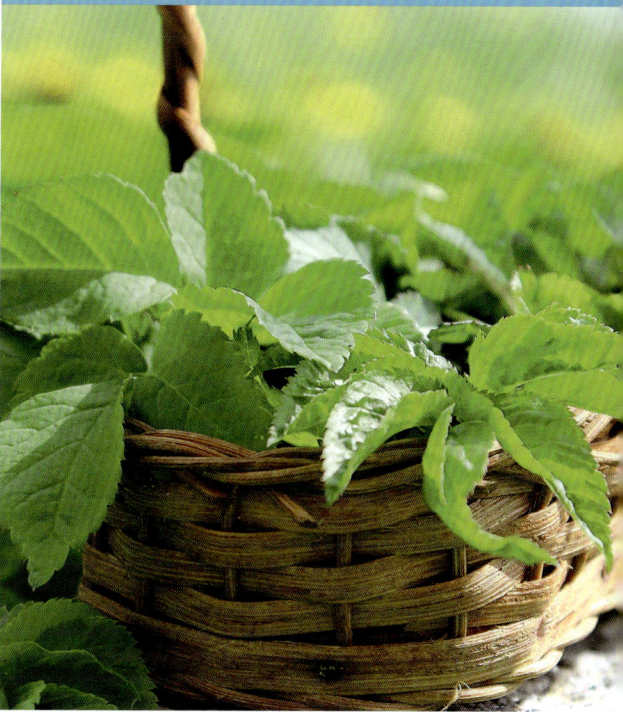

Giersch ist der Gärtner-Albtraum: Seine gesunden Inhaltsstoffe können sich aber sehen lassen.

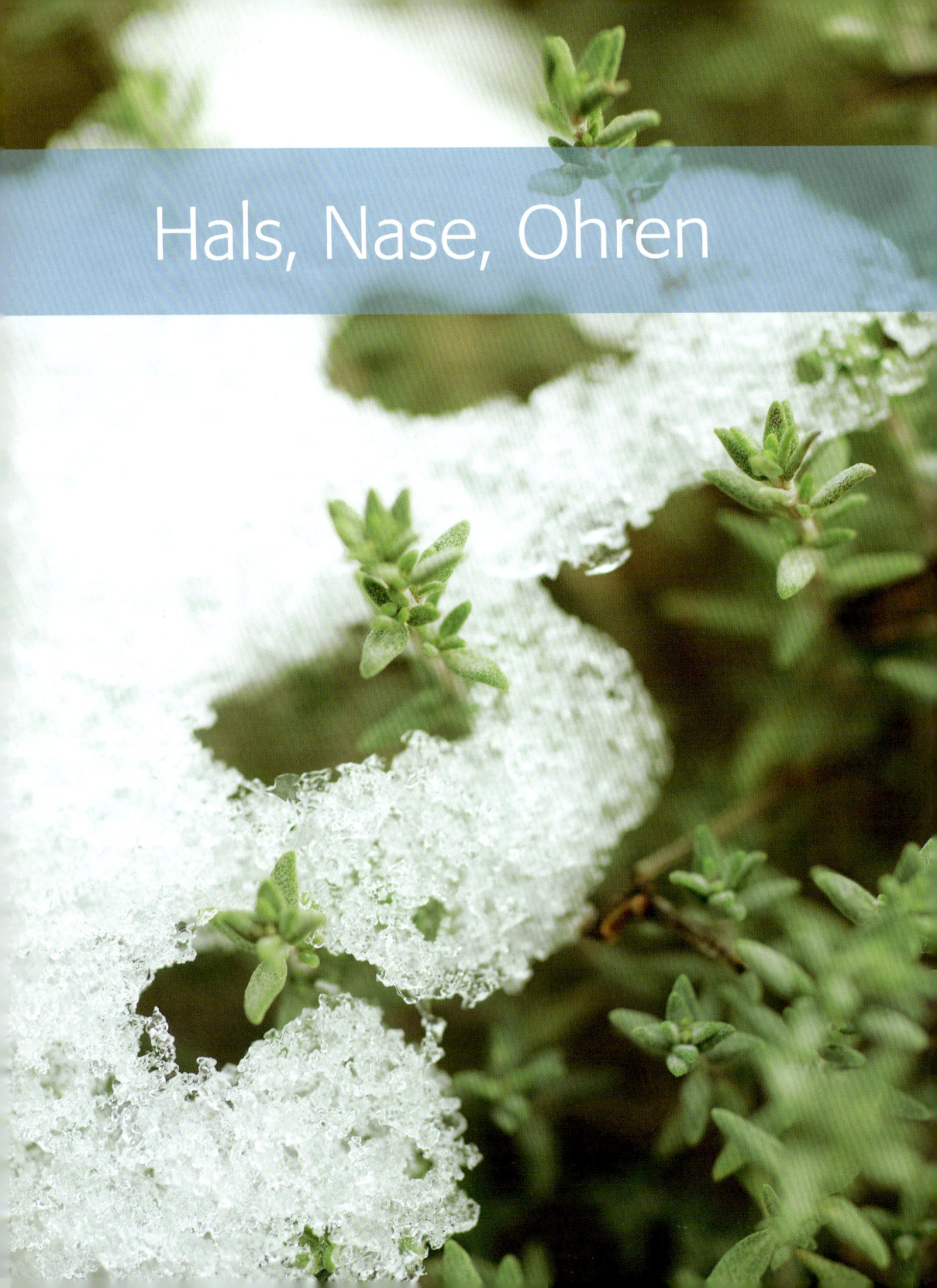

Hals, Nase, Ohren

Erkältungskrankheiten

Im allgemeinen Sprachgebrauch wird häufig bereits bei einem einfachen grippalen Infekt von Grippe gesprochen. Das ist medizinisch gesehen nicht richtig. Die *Virusgrippe* wird durch drei Typen (Influenza A, B, C) von Influenzaviren übertragen. Bei einer Erkältung, also einem grippalen Infekt, handelt es sich dagegen um einen katarrhalischen Infekt der oberen Luftwege, zumeist hervorgerufen durch Viren, die sich rasch im Organismus vermehren. Ist das der Fall, dann geht's auch schon los mit schlechtem Allgemeinbefinden, Appetitlosigkeit, Husten, Schnupfen, einer verstopften Nase, Niesanfällen, Halsweh. Auch Fieber und Schüttelfrost können Begleitsymptome sein. Eine Erkältung tritt meist in den Herbst- und Wintermonaten auf. Wenn man sich angesteckt hat, ist das zwar unangenehm, aber normalerweise harmlos und dauert etwa eine Woche. Sollten Sie danach immer noch darunter leiden, suchen Sie bitte einen Arzt auf.

Kräuter, die helfen: Thymian, Primel, Pfefferminze, Spitzwegerich, Königskerze, Petersilie, Lindenblüten

Schleimlösender Anis-Erkältungstee

Anisfrüchte enthalten Flavonoide und wohltuende ätherische Öle.

- 60 g Anisfrüchte, 40 g Thymian, 30 g Fenchelsamen 20 g Salbeiblätter vermischen.
- Einen Teelöffel der Mischung mit einer Tasse (150 ml) heißem Wasser übergießen. 10 Minuten ziehen lassen, abseihen.
- Bis zu zwei Tassen täglich davon trinken.

Zinnkrauttee gegen einen verschleimten Hals

Zinnkraut oder Ackerschachtelhalm ist reich an Kieselsäure und wirkt entzündungshemmend.

- 15 g Schafgarbe, 10 g Zinnkraut, 15 g Kamille, 10 g Salbei vermischen.
- Einen Esslöffel der Mischung mit ¼ Liter kochendem Wasser übergießen, 10 Minuten ziehen lassen, abseihen.
- Dreimal täglich eine Tasse davon trinken.

TIPP Zur Vorbeugung oder auch bei akutem Schnupfen zwei Teelöffel Hagebuttenschalen mit einer Tasse (150 ml) kochendem Wasser überbrühen, 15 Minuten ziehen lassen, abseihen. Täglich morgens mit Honig gesüßt eine Tasse trinken.

Erkältungsbad

Bei Erkältungskrankheiten hilft ein Bad mit ätherischen Ölen wie Menthol oder Eukalyptusöl und einer Abkochung von Königskerze, Thymian oder Lindenblüten. Regt die Durchblutung an, löst festsitzenden Schleim und lindert Gliederschmerzen.

Einen etwas stärkeren Tee aus den genannten Kräutern zubereiten.
Gefiltert mit ätherischem Öl ins 40 °C warme Badewasser geben, 20 Minuten entspannen.

Kommen Sie ins Schwitzen

Manchmal reichen Schwitzkuren aus, um die Erkältung abzuwenden. Eine solche Schwitzkur kann entweder mit dem Trinken von heißem Tee oder mit einem heißen Bad eingeleitet werden. Trinken Sie ein bis zwei Tassen schweißtreibenden Tee wie etwa von Holunder, Lindenblüten, Kamillenblüten oder Ingwer, oder nehmen Sie ein etwa zehnminütiges Bad, dem Sie ein paar Tropfen ätherisches Thymianöl beifügen. Das Öl braucht aber eine Trägersubstanz,

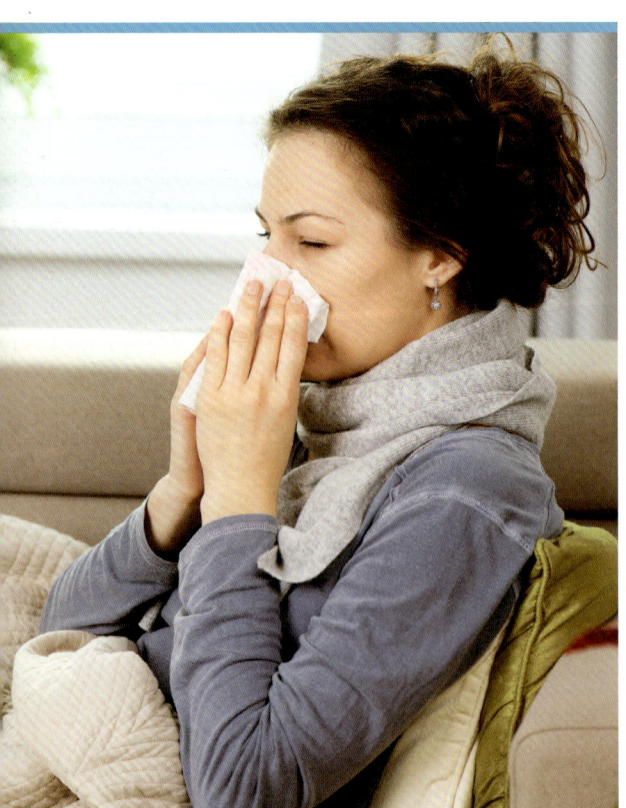

Bei Schnupfen und Erkältung hilft es, wenn man ins Schwitzen kommt. Und dazu etwas Ruhe.

Tigerbalsam selbst gemacht

Das Original kennen Sie sicher. Zur Einreibung auf die Brust, bei Erkältungsbeschwerden, Kopfweh und auch bei Verspannungen hilft der aromatische Tigerbalsam schon seit Generationen. Den wohltuende Balsam können Sie aber auch selbst herstellen:
Sie brauchen einen grünen Tannenzapfen und ein kleines Zweiglein von einer Rottanne, 50 ml Olivenöl, 5 g Bienenwachs, ein Haselnuss großes, noch weiches Stück Tannenharz.
Den Tannenzapfen am besten kurz tiefkühlen, dann lässt er sich besser klein schneiden.

- Erhitzen Sie das Olivenöl in einem Schälchen im Wasserbad. In das erhitzte Öl geben Sie die klein geschnittenen Teile der Tanne.
- 2–3 Stunden köcheln lassen. Zwischendurch immer wieder verkochtes Wasser auffüllen. Dann abfiltern und die Zutaten über dem Öl ausdrücken.
- Das Öl noch einmal erhitzen und das Bienenwachs zufügen. Gut verrühren und sogleich in kleine Tiegel abfüllen. Anschließend versehen Sie das Cremetöpfchen noch mit der Inhaltsangabe und dem Herstelldatum. Wenn Sie möchten, können Sie in die fast abgekühlte Fettphase auch noch 4–6 Tropfen ätherisches Öl ihrer Wahl geben.

um nicht als Öltröpfchen an der Oberfläche zu schwimmen. Das kann Milch, Honig oder Joghurt sein.

Wickeln Sie sich anschließend in eine Decke und legen Sie sich warm zugedeckt 30 Minuten ins Bett. Schwitzkuren sollten nicht bei Personen mit Herz- und Kreislaufproblemen durchgeführt werden.

Lindenblüten-Schwitztee

- Einen Teelöffel Lindenblüten mit einer Tasse (150 ml) kochendem Wasser überbrühen, 10 Minuten ziehen lassen, abseihen.
- Täglich drei Tassen mit Honig trinken.

Holunder

Der Schwarze Holunder *(Sambucus nigra)* ist seit alters eine heilkräftige Pflanze und wurde früher auch als »die Apotheke des kleinen Mannes« bezeichnet. Als sogenannter Kulturfolger sucht er die Nähe des Menschen. In den Dörfern stand vor vielen Jahre an jedem Haus und jeder Scheune ein Holunderstrauch. Und pünktlich wenn die Grippewelle anrollt, stellt er den schniefenden und hustenden Menschen seine Früchte bereit.

Bei allen fieberhaften Erkältungskrankheiten und bakteriellen und viralen Infektionen sind Blüten und Früchte hilfreich. Den Blüten, die reich an ätherischen Ölen sind, werden in der Volksmedizin neben ihrer die Bronchialsekretion steigernden Wirkung auch stoffwechselanregende, schweiß- und harntreibende Eigenschaften zugesprochen. Ebenso wird Linderung bei Rheuma-, Gicht- und allen Infektionserkrankungen erreicht.

Die Blüten und Beeren sind ein hervorragendes Mittel zur Blutreinigung, wobei die Blüten auch äußerlich bei Hauterkrankungen helfen. Verwechslung mit dem Zwergholunder, dem Attich *(Sambucus ebulus)*, kann zu Erbrechen führen. Wirkstoffe wie der violette Pflanzenfarbstoff Sambucyanin, ein wichtiger Sekundärer Pflanzenwirkstoff, Vitamin C sowie die Vitamine A, B_1 und B_2 und das Mineral Zink in den Holunderbeeren stärken das Immunsystem bei nahenden Krankheitserregern, wenn Sie täglich über 2–3 Wochen ein Glas Holundersaft trinken.

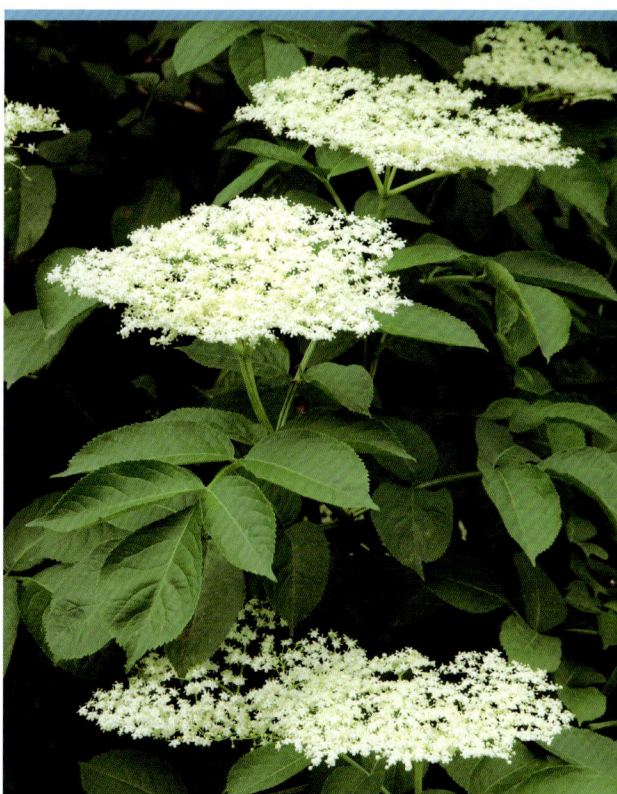

Blüten und Früchte vom Holunder sind vielseitig verwendbar, besonders bei Erkältungskrankheiten.

Sambunigrin

Schwarzer Holunder enthält Sambunigrin, einen Wirkstoff, der zu Übelkeit und Erbrechen führen kann und in größeren Mengen eingenommen giftig ist. Rohe Holunderbeeren darf man deshalb auf keinen Fall essen. Erst durch das Erhitzen wird der Wirkstoff zersetzt.

Holunderblüten-Schwitzkur

- 4 g getrocknete Holunderblüten (2–3 Teelöffel) mit einer Tasse (150 ml) kochendem Wasser übergießen und etwa 10 Minuten ziehen lassen, dann abseihen.
- Den Tee mehrmals täglich so heiß wie möglich trinken.

Holunderblütensirup bei Erkältungsbeschwerden

- Für ca. einen Liter Sirup werden 2 kg Zucker, 50 g Zitronensäure, 1 Liter Wasser, 25 g Holunderblüten und 2 Zitronen benötigt.
- Holunderblütendolden auf einem sauberen, hellen Tuch leicht ausklopfen, um eventuell kleine Insekten abzuschütteln. Die Blüten keinesfalls waschen, um die Pollen und das Aroma zu schützen.
- Wasser, Zucker und Zitronensäure erhitzen, bis sich der Zucker aufgelöst hat. Etwas abkühlen lassen.
- Die Zitronen gut abwaschen, in dünne Scheiben schneiden und in den Sud geben. Dann die Holunderblüten mit den kleinen weißen Einzelblüten voraus in den Sirup tauchen.

- Diesen Ansatz einige Stunden ziehen lassen, dann durch ein feines Sieb abseihen. Zur besseren Haltbarkeit den fertigen Sirup noch einmal erhitzen und dann heiß in kleine Glasflaschen abfüllen.
- Den selbst gemachten Holundersirup im Kühlschrank oder in einem kühlen Kellerraum aufbewahren. Er duftet traumhaft und ist durch den hohen Zuckergehalt monatelang haltbar.

Holunderbeerensaft

Zur Stärkung des Immunsystems sind vor allem auch die Holunderbeeren unschlagbar. Es gibt verschiedene Sorten, die im Garten angepflanzt werden können, aber auch das Sammeln in der freien Natur ist möglich. Holundersträucher standen früher an jeder Ecke und sie zu fällen sollte Unglück bringen.

- Zur Saftherstellung werden als Erstes die selbst gepflückten reifen Holunderbeeren abgewaschen. Beim Holunder können die Beeren an den Dolden bleiben. Sortieren Sie nur die schrumpeligen und schlecht aussehenden Beeren sorgfältig aus. Die Beeren färben sehr stark, geben Sie Acht auf Ihre Kleidung.
- Zur Saftbereitung ist ein Entsafter oder ein Dampfkochtopf nützlich, aber auch ein großer Kochtopf kann verwendet werden.
- Der gewonnene heiße Saft wird sofort in stabile, gut verschließbare Glasflaschen gefüllt. Sie können den Saft auch mit Zucker ergänzt aufkochen oder mit Brombeer- oder Pflaumensaft mischen.
- Bis zum Februar sollte der Saft aufgebraucht sein, Saft mit Zucker ist bis zur nächsten Ernte haltbar.

Husten

Meistens beginnt eine Erkältung mit Husten. Er ist eine natürliche Abwehrreaktion des Körpers und sollte nicht bekämpft, sondern unterstützt werden. Damit befreit sich der Organismus von Fremdstoffen. Festsitzender Husten belastet allerdings die Bronchien und schon bald tut es beim Husten im gesamten Brustkorb weh. Das muss man nicht ertragen, sondern greift zu sekret- und krampflösenden Pflanzenmitteln wie Efeu, Thymian, Anis, Fenchel oder Primelwurzel. Sekretlöser sind u. a. Mischdestillate auf Basis ätherischer Öle wie Cineol wie im Eukalyptus, Myrtol wie aus Zitronenöl oder auch reine ätherische Öle wie Pfefferminzöl, Eukalyptusöl oder Teebaumöl.

TIPP Menschen mit niedrigen Vitamin-C-Spiegel weisen häufig erhöhte Konzentration des Hormons Histamin auf, sodass der Körper mit typischen Allergiesymptomen reagiert. 2 g Vitamin C täglich senken den Wert um etwa 40 %.

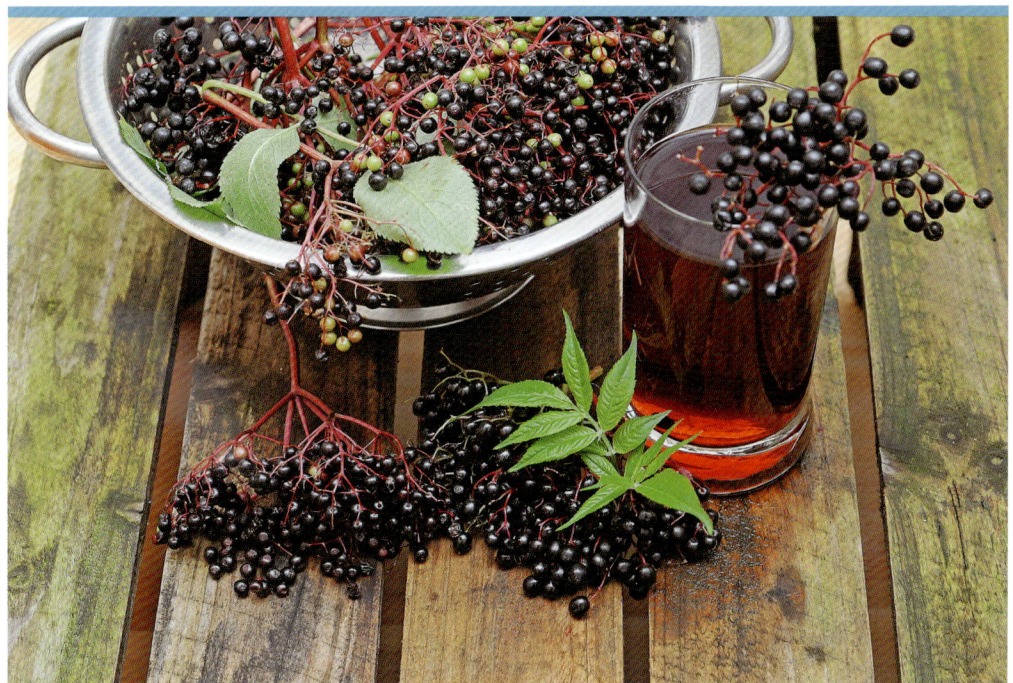

Holundersträucher standen früher an jeder Ecke. Der dunkle Saft aus Holunderbeeren ist beliebt bei Husten und Heiserkeit.

Primelwurzeltee bei festsitzendem Husten

Die Primelwurzel *(Primula radix)* enthält viele schleimlösenden Saponine.

- 50 g Süßholzwurzel, 30 g Eibischwurzel, 10 g Primelwurzel, 10 g Anisfrüchte miteinander vermischen.
- Einen Esslöffel der Mischung mit 500 ml kaltem Wasser übergießen, dann kurz aufkochen und 20 Minuten leicht sieden. Anschließend wird die Abkochung durch ein Teesieb abgefiltert.
- Täglich 3–4 Tassen davon in kleinen Schlucken trinken.

Thymian – der Sekretlöser

Thymus vulgaris, der Garten-Thymian, kommt wegen seiner speziellen ätherischen Öle bei Husten und Bronchitis zum Einsatz. Eine akute Bronchitis, wenn die Schleimhäute der Bronchien entzündet sind, ist meist mit heftigem trockenem Husten verbunden, mit Müdigkeit Kopf- und Gliederschmerzen, Halsweh und manchmal auch Fieber. In den meisten Fällen entsteht eine Bronchitis durch Viren, es gibt aber auch sogenannte bakterielle Superinfektionen wenn sich noch Bakterien zu den Viren gesellen. Die wichtigsten bakteriellen Erreger

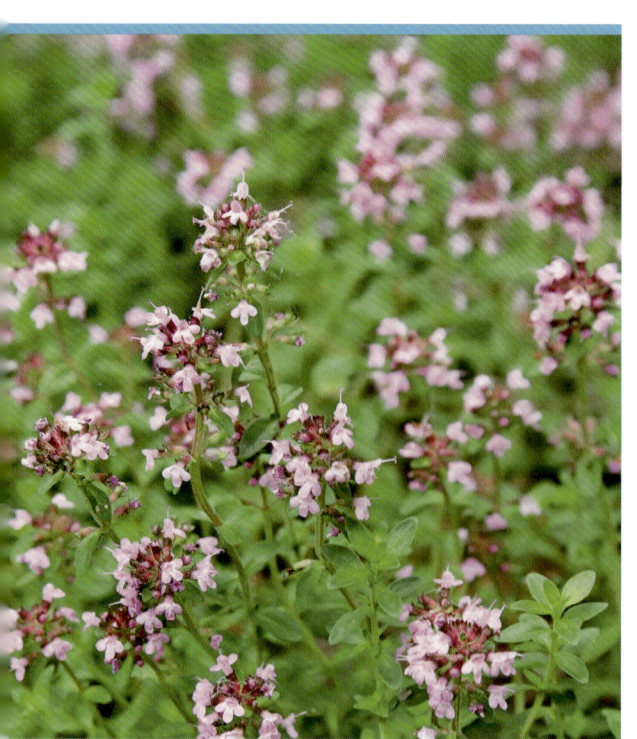

Thymian wächst wild, gedeiht aber auch im Garten. Als Mittel bei Husten ist er unschlagbar.

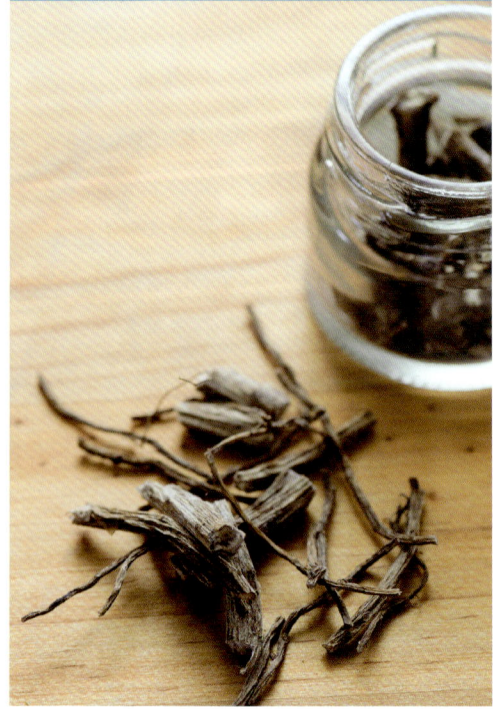

Getrocknete Primelwurzeln werden im Internet und in vielen Apotheken angeboten.

sind: Chlamydien, *Streptococcus pneumoniae* oder *Staphylococcus aureus*. Das merken Sie an dem grün-gelblichen Schleim beim Aushusten. Studien zufolge dauert eine unkomplizierte Bronchitis im Schnitt 2–3 Wochen bis zur Ausheilung, egal ob mit oder ohne Antibiotikum.

Thymian ist eine Pflanze, die den Heilungsprozess sicherlich beschleunigen kann. Sie riecht nicht nur gut, sondern wirkt krampflösend, keimtötend und antibakteriell. In der Küche ist sie ein beliebtes Gewürz bei fetten Speisen oder Bratkartoffeln, um sie leichter verdaulich zu machen.

Thymiantee

Thymiantee, zu gleichen Teilen mit Spitzwegerich gemischt, ist ein gutes Mittel bei Keuchhusten.

- 1–2 Esslöffel gehacktes Thymiankraut mit einem ½ Liter kochendem Wasser übergießen. 5–10 Minuten abgedeckt ziehen lassen, dann abseihen.
- Über den Tag verteilt 3–4 Tassen davon trinken.

Thymiansirup

Sie können damit Tee, Müsli oder Joghurt süßen oder ihn bei Erkältungsbeschwerden pur langsam im Mund zergehen lassen.

- 150 g Thymiankraut mit 600 ml kochendem Wasser übergießen. Den Aufguss 20 Minuten lang abgedeckt ziehen lassen.
- 370 g Zucker hinzufügen und den Sud so lange köcheln, bis sich die Masse leicht verdickt.
- In Flaschen abgefüllt, hält sich der Sirup im Kühlschrank Monate frisch.

Nichts für Allergiker

Allergiker, die auf Lippenblütler, Birkenpollen oder Sellerie und Jod reagieren, sollten mit Thymian nicht experimentieren! Es gibt noch einige alternative pflanzliche Mittel, die das Abhusten von Schleim erleichtert. Diese Mittel nennt man »Expektoranzien«. Für Asthmatiker und Babys ist auch das ätherische Öl vom Thymian nicht geeignet.

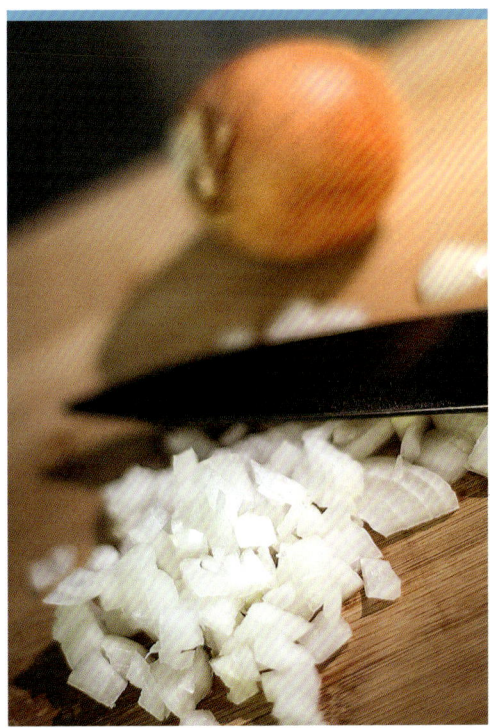

Zwiebeln wirken bei Ohrenschmerzen oder, mit Honig und Thymian, als Saft gegen Erkältung.

Schnupfen

Wussten Sie, dass die Nase permanent damit beschäftigt ist, auch in schnupfenfreien Zeiten rund 1 Liter Sekret zu produzieren? Das tut sie, um Bakterien und Stoffe aus der Umwelt abzuwehren und um die sensiblen Schleimhäute in der Nase feucht zu halten. Hochsensible Sensoren senden Millionen Informationen von »Rosenduft« bis »Autoabgase« über die Nase an das limbische System in unserem Gehirn. Darüber hinaus passt die Nase auch die Temperatur der Außenluft an, indem sie die einströmende Luft entweder vorwärmt oder abkühlt, sodass in Nase und Rachen immer eine optimale Temperatur zwischen 31 und 34 °C herrscht.

Salzwasser bei Schnupfen

- Eine Messerspitze Salz in 200 ml warmem Wasser auflösen (Konzentration ca. 1 %).
- Etwas von diesem Salzwasser mit einer Pipette in das Nasenloch träufeln.
- Alternativ etwas von der Salzlösung in die hohle Hand gießen. Ein Nasenloch zuhalten und mit dem anderen Nasenloch aufsaugen. Den Kopf sofort auf die Seite neigen. Mit dem anderen Nasenloch wiederholen. Bei Bedarf öfter am Tag die Nase damit spülen.

Nasennebenhöhlenentzündung

Bei einer Nasennebenhöhlenentzündung sind Bakterien oder Viren beteiligt. Häufig treten die Beschwerden in Hals, Nase und Rachen gemeinsam auf, deshalb spricht man auch von chronischer oder akuter Rhinosinusitis. Als chronisch gilt eine Entzündung, die länger als 2–3 Monate andauert.

Kartoffelauflage

1–2 geschälte frisch gekochte Kartoffeln zerdrückt in ein kleines Tuch wickeln und so warm wie möglich auf Nasenflügel und Stirn aufgelegen. Löst auch den Schleim bei einer Stirnhöhlenvereiterung.

Pfefferminz-Kräutertee bei Nebenhöhlenentzündung

Vorsicht: Sonnenhut (Echinacea) kann bei Allergikern problematisch sein.

- 15 g Pfefferminze, 15 g Sonnenhut, 15 g Mädesüß, 30 g Majoran, 15 g Holunder, 30 g Myrte, 30 g Lindenblüten mischen.
- Drei Teelöffel der Mischung mit einer großen Tasse (200 ml) kaltem Wasser aufgießen. 10 Minuten ziehen lassen, dann absieben.
- Mindestens drei Tassen täglich davon trinken. Auch das Inhalieren dieser Dämpfe hilft.

TIPP Sind Sie oft erkältet oder leiden Sie unter Migräne? Dann sollten Sie regelmäßig Meerrettich zu sich nehmen. Drei Esslöffel Meerrettich mit einem ½ Liter Wasser und etwas Zitronensaft über Nacht ziehen lassen und abseihen und dann über den Tag verteilt trinken.

Ohrenschmerzen

Stechende oder pulsierende Ohrenschmerzen treten wie Zahnschmerzen auf und sind oft ebenso quälend. Wenn nicht Ohrenschmalzpropfen oder Gegenstände ins Ohr gelangt sind, ist die häufigste Ursache für Ohrenschmerzen eine Entzündung im äußeren Gehörgang oder im Mittelohr.

Eine Mittelohrentzündung wird durch eine bakterielle Infektion verursacht, bei der sich Eiter bildet, der großen Druck auf das Mittelohr ausübt. Dadurch werden beinahe unerträgliche Schmerzen über die Nerven ausgelöst, begleitet von Schwindel, Ohrensausen und gelegentlich auch Fieber. Wird der Flüssigkeitsdruck zu stark, kann das Trommelfell einreißen. Das wird zwar wieder heilen, hinterlässt aber winzige Narben. Sie sollten sofort oder schnellstmöglich zum Arzt gehen, damit die entzündlichen Schwellungen so rasch als möglich zurückgehen, das Sekret abfließen kann und somit auch die Schmerzen nachlassen.

Alte Hausmittel: Kamille, Zwiebel und Petersilie

Kamille und Zwiebel – eins davon, wahrscheinlich sogar beides, ist in jedem Haushalt zu finden. Die erprobten Hausmittel aus diesen einfachen Zutaten sind für Kinder und Erwachsene gleichermaßen geeignet.

Zwiebelsäckchen

Zwiebel würfeln, in ein Taschentuch legen und etwas zerdrücken bis sich das Tuch mit Saft voll-

saugt. Dann 30 Minuten auf das betroffene Ohr drücken.

Kamillenblüten-Auflage

- Blüten in ein Stoffbeutelchen geben und kurz auf einer Wärmflasche erwärmen.
- Das warme Blütenbeutelchen etwa 20 Minuten ans Ohr halten oder mit einem Stirnband oder Halstuch fixieren.
- Die Prozedur kann beliebig wiederholt werden.

Kamillenöl bei Ohrenentzündungen

Kamille enthält Substanzen, die im Gehirn ähnlich wirken wie ein pharmazeutisches Beruhigungsmittel. Verantwortlich dafür ist das Flavonoid Apigenin.

- Zwei Esslöffel Kamillenblüten mit fünf Esslöffel heißem Sonnenblumenöl übergießen. 24 Stunden ziehen lassen.
- Die Blüten auspressen und das Kamillenöl in ein Gefäß füllen. Dunkel und kühl lagern.
- Mehrmals am Tag einen frisch getränkten Wattebausch in das schmerzende Ohr drücken.
- Nach einigen Anwendungen werden die Ohrenschmerzen nachlassen.

»Petersilien-Suppenkraut«

Petersilie hat es in sich, nicht nur bei Wasseransammlungen im Körper.

- Zerhacken Sie Petersilie, schlagen Sie den Brei in ein Tuch ein und legen Sie das aufs Ohr.
- Mindestens 40 Minuten, auch mehrmals am Tag, einwirken lassen.

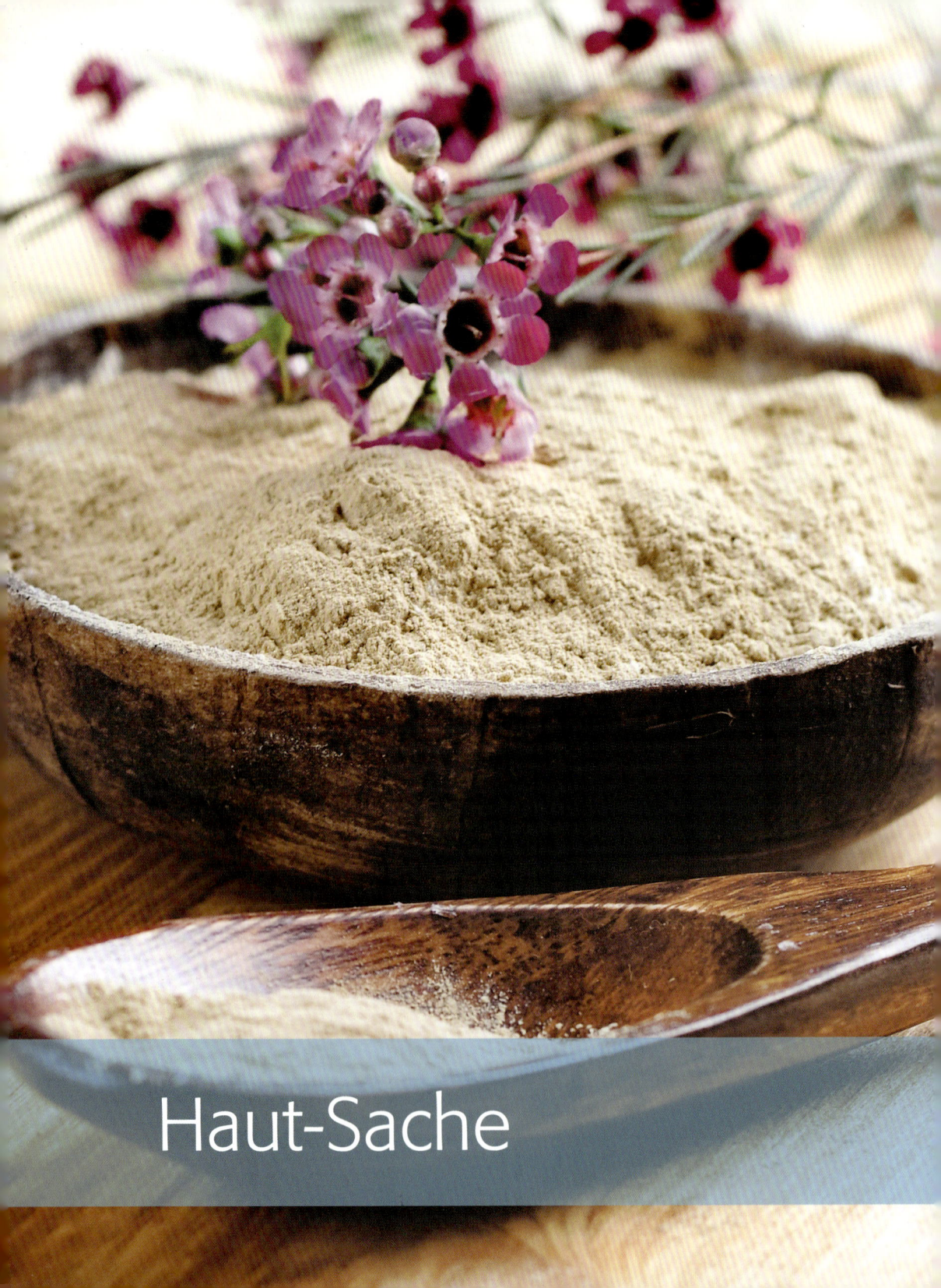

Haut-Sache

Schutzmantel Haut

Eigentlich sollte unsere Haut uns schützen, aber wenn wir den Heerscharen an Produkten aus der Kosmetikindustrie glauben, ist es eher umgekehrt, wir müssen die Haut (be)schützen. Vor Pickeln und Mitessern, vor Trockenheit oder Fettglanz, vor Altersflecken, Rötungen und Falten. »Die Haut ist der Spiegel der Seele«, wird gesagt.

Kräuter, die helfen: Zinnkraut, Birkenblätter, Ringelblumen, Walnussblätter, Brennnessel, Frauenmantel, Löwenzahn, Klettenwurzel

Walnussblättertee

Der Tee reinigt und regeneriert die Organe, um sie bei Akne, Pickeln und anderen Hautirritationen von innen her zu unterstützen.

- 25 g Kamillenblüten, 25 g Schafgarbenkraut, 20 g Queckenwurzel, 15 g Walnussblätter, 15 g Wegwartewurzel vermischen.
- Die Mischung mit 250 ml kochendem Wasser übergießen und den Aufguss 10 Minuten ziehen lassen. Danach abfiltern.
- Dreimal täglich für vier Wochen eine Tasse davon trinken.

Bärentraube-Zinnkraut-Absud zum Nähren und Entgiften

- 20 g Gartenbohnenhülsen, 20 g Zinnkraut, 40 g Bärentraube, 15 g Birkenblätter, 5 g Pfefferminze, 5 g Ringelblume, 5 g Süßholzwurzel vermischen.
- Einen Esslöffel der Mischung in eine Kanne geben und mit einem Liter kaltem Wasser übergießen. Einige Stunden ziehen lassen.

- Danach den Ansatz 5 Minuten aufkochen lassen und den Absud dann weitere 10 Minuten ziehen lassen.
- Abseihen und über den Tag verteilt rund 2–4 Wochen täglich eine Tasse trinken.

Klettenwurzeltee

Der Tee unterstützt die Leber und hilft bei Hauterkrankungen.

- 1,5–2 Esslöffel zerkleinerte Klettenwurzel mit 500 ml kaltem Wasser ansetzen und über Nacht beziehungsweise einige Stunden ziehen lassen.
- Danach den Ansatz 2 Minuten kochen und den Absud dann weitere 10 Minuten ziehen lassen. Dann abseihen.
- Über den Tag verteilt rund 2–4 Wochen täglich eine Tasse trinken.

Zinnkraut hilft

Bei manchen Menschen verheilen Hautwunden sehr schnell, bei anderen dauert die Heilung von winzigen Schürfungen mehrere Wochen. Entgiften Sie den Köper mit Kräutertees oder kieselsäurereichem Zinnkraut. Damit können Sie die Haut auch abtupfen oder Umschläge machen. Für ein Bad werden 100 g Zinnkraut mit einem Liter kochendem Wasser übergossen. Den Tee nach 10 Minuten abseihen und dann dem Badewasser hinzufügen.

Hausmittel Heilerde

Heilerde besteht aus Gesteinsmehl oder aus Ton, Lehm oder Löss, der je nach Abbaugebiet eine unterschiedliche Struktur, Farbe und Inhaltsstoffe aufweist. Es gibt Heilerden für innere, äußere oder für beide Anwendungsgebiete. Bei Rückvergiftung im Körper durch Nierenschwäche, Darmstörungen, offene Beinwunden, Blasenentzündungen, bei Schwermetallvergiftungen, Hauterkrankungen, Rheuma, Allergien u. a. weisen sie ein großes Potenzial auf, um Bakterien und Toxine aller Art wie ein Schwamm aufzusaugen. Sie können in Wasser gelöst getrunken werden oder für Umschläge, Kompressen oder Masken dienen.

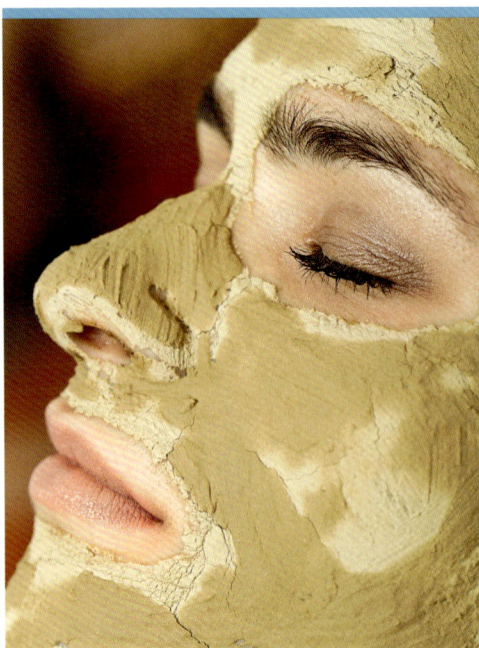

Honig hat viele gute Inhaltsstoffe und kann innerlich und äußerlich angewendet werden.

Grundrezept Heilerde-Gesichtsmaske

Wählen Sie entsprechende Kräuter und fügen Sie noch rückfettende, hautberuhigende Essenzen hinzu, etwa Ringelblumenöl, Kamillenöl, Mandelöl oder Olivenöl. Auch ein Ei oder Honig, Quark, Karottensaft oder Aloe vera eignen sich dazu.

- 3–5 Teelöffel Kräutertee oder Wasser in einer Schale mit etwa 5–7 Teelöffeln Heilerde zu einem nicht tropfenden Brei verrühren.
- Die Masse auf Gesicht, Hals, Dekolleté oder betroffene Hautstellen auftragen und rund 15 Minuten trocknen lassen, dann abwaschen. Augen und Lippen aussparen.

Adstringierender Hirtentäschel-Tee

- Sie brauchen 40 g Waldmeisterkraut, 30 g Johanniskraut, 50 g Hirtentäschelkraut, 20 g Himbeerblätter, etwas Heilerde.
- Kräuter mit 250 ml kochendem Wasser übergießen und den Aufguss 10 Minuten ziehen lassen. Danach abfiltern.
- Dem Tee eine gute Messerspitze Heilerde zufügen und mit etwas Honig süßen.
- 2–3 Tassen über den Tag verteilt trinken.

Heilerde-Breiumschlag

- Drei Esslöffel Heilerde mit etwas Kräutertee oder Wasser zu einem Brei verrühren und einige Tropfen ätherisches Öl, z. B. bei Prellungen zwei Tropfen Pfefferminze, vier Tropfen Zitrone, 10 Tropfen Arnikatinktur, hinzufügen.
- Die Masse auf eine Kompresse oder Mullbinde streichen und auf die erkrankten Hautstellen fixieren oder klassisch als Gesichtsmaske auftragen.

Hausmittel Honig

Der süße Nektar enthält je nach Herkunft und Beschaffenheit rund 180 heilsame Inhaltsstoffe: Vitamine, Enzyme, Traubenzucker, Aminosäuren, Spurenelemente, Säuren wie Apfel- oder Milchsäure, Flavonoide, Mineralien und Spurenelemente wie Kalium, Natrium, Eisen oder Magnesium.

Forscher der Universität Zagreb/Kroatien stellten fest, dass Propolis, das Kittharz für die Waben, und Gelée royal (Bienenköniginfutter) sowie Honig offenbar die Selbstzerstörung (Apoptose) von Krebszellen bewirken. Wissenschaftliche Studien bestätigen auch die antibiotischen Effekte des Honigs bei *Helicobacter pylori*, dem häufigen Übeltäter hinter Magengeschwüren. Einige Kliniken versuchen Anwendungen bei Verbrennungen.

Honigmaske bei Akne

- Einen Esslöffel Zimt mit ausreichend Honig vermischen, um eine Paste zu erhalten.
- Die Honig-Zimt-Paste auf das Gesicht auftragen und 15–20 Minuten einwirken lassen.
- Die Honigmaske mit lauwarmem Wasser abwaschen.

Hausmittel Milch

Buttermilch-Honig-Maske

Eine hautstraffende und durchblutungsfördernde Gesichtsmaske.

- Vier Esslöffel Buttermilch mit einem Eigelb, einem Teelöffel Honig und etwas Kieselerde verrühren.

- Die Maske auf dem Gesicht verteilen und 15 Minuten einwirken lassen.
- Mit lauwarmem Wasser wieder abwaschen.

TIPP Milcheiweiß und Milchfett glätten die aufgeraute Schuppenschicht der Haare. Zwei Esslöffel Sahne mit einem kleinen Teelöffel Weizenkeimöl und einem Spritzer Zitrone verrühren. In das feuchte Haar einmassieren und 20 Minuten wirken lassen. Anschließend mit einem Shampoo auswaschen. Bereits Kleopatra kannte die pflegende und verjüngende Wirkung von Milch und Honig.

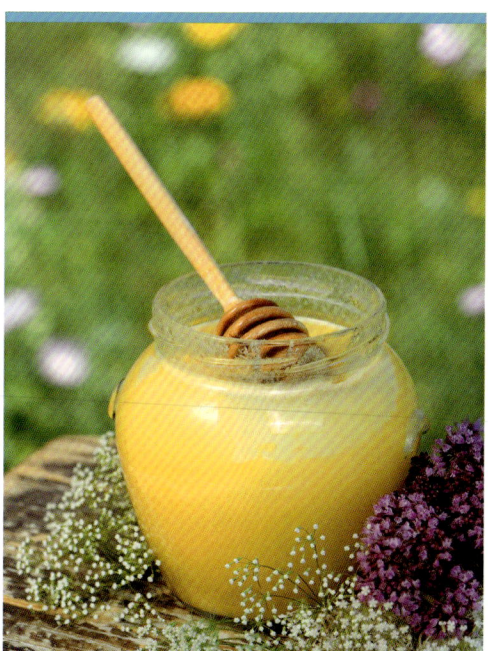

Heilerde wird seit Jahrhunderten verwendet. Mit Honig und Kräutern macht sie schöne Haut.

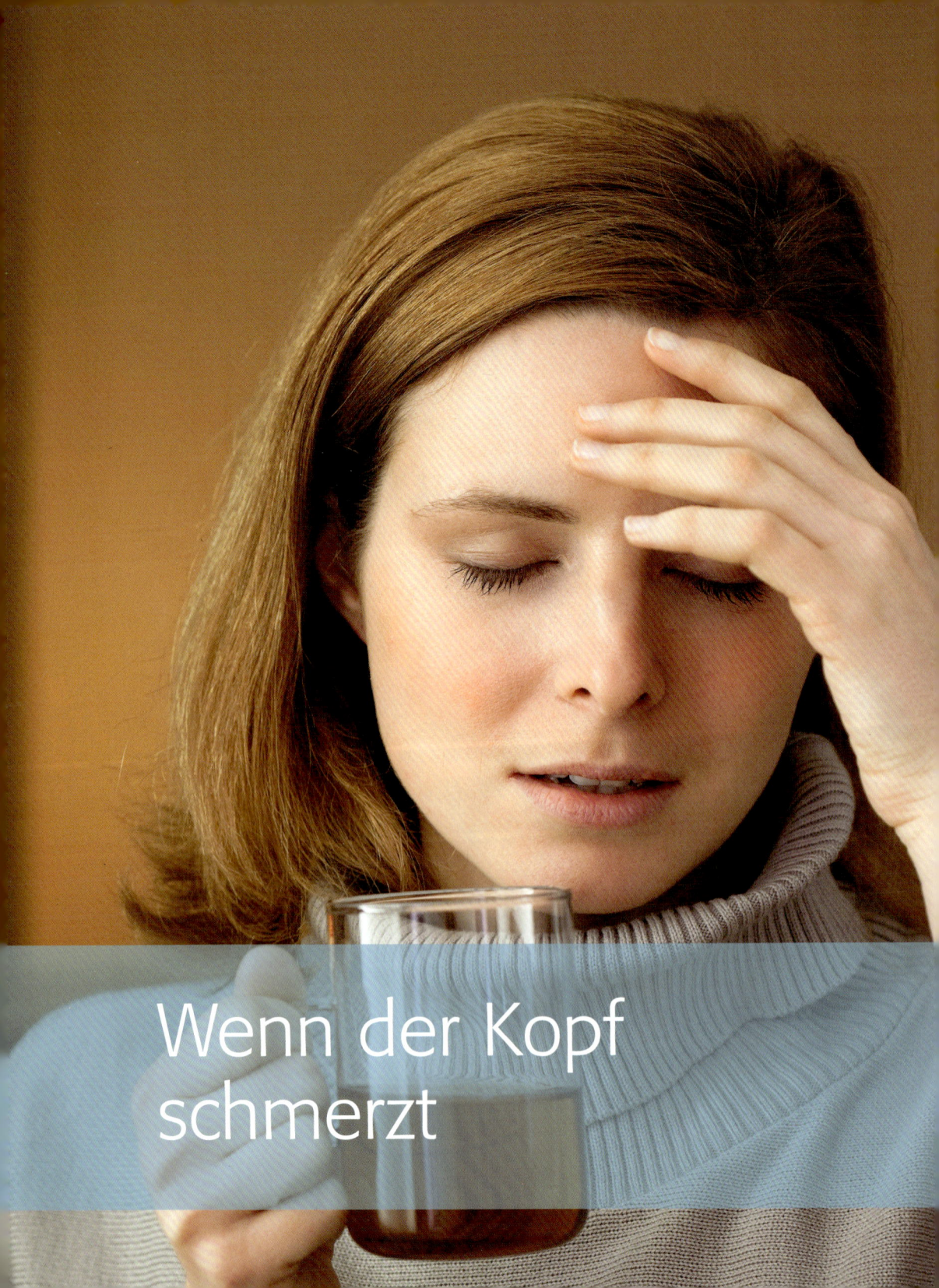

Wenn der Kopf schmerzt

Vielfältige Ursachen erkennen und behandeln

Von chronischen Kopfschmerzen sind beinahe 70 Prozent der Deutschen geplagt. Obwohl über das »Woher und Warum« intensiv geforscht wird, sind die Ursachen doch so vielfältig, dass der Grund für den Schmerz nicht immer klar ist. Ständig wiederkehrende Kopfschmerzen, man nennt sie auch primäre Kopfschmerzen, treten ohne erkennbare Ursache auf, sekundäre Kopfschmerzen haben einen bestimmten Auslöser. Aber wie jede Störung im Körper sind sie nicht Ursache, sondern ein Warnsignal des Körpers. Aber was genau besagen sie? Sind es Verspannungen im Nacken, durch Stress, Sorgen, Überlastung, oder Alkohol und Nikotin, fehlen Botenstoffe aus Mineralien oder Vitamine für das vegetative Nervensystem, sind Mobilfunkstrahlen Schuld? Liegt es an den Augen, muss vielleicht eine neue Brille her, oder sind die Nasennebenhöhlen vereitert? Kopfschmerzen können auch durch eine geschädigte Darmflora ausgelöst werden. Wenn der Darm krank ist, Sie unter Blähungen, Verstopfung oder Durchfall leiden, hat das sehr viele Auswirkungen auch auf das, was im Kopf so alles passiert. Man bekommt oft auch Kopfschmerzen.

Bei gelegentlichen Kopfschmerzen ist gegen ein Schmerzmittel sicher nichts einzuwenden, aber damit lösen Sie das Problem nicht. Es gibt eine wissenschaftliche Studie, bei der festgestellt wurde, dass rund 600 Patienten wegen Leberversagen in ein Krankenhaus eingeliefert wurden.

Bei der Hälfte der Patienten konnte die Ursache auf den Dauergebrauch und die Überdosierung von Paracetamol zurückgeführt werden. Wer viele Kopfschmerztabletten zu sich nimmt, sollte hin und wieder auch den Darm sanieren. Besser ist es natürlich, gleich auf sanfte Medizin zu setzen, denn Kopfschmerzen können auch mit Kräutern, Heilerde und verschiedenen Hausmitteln angegangen werden. Und zur Vorbeugung sind viel Bewegung, ausreichendes Trinken und die richtige Ernährung mit Gemüse und Obst genau die richtigen Strategien.

Kräuter, die helfen: Mutterkraut, Ehrenpreis, Melisse, Gänsefingerkraut, Mädesüß, Stiefmütterchen

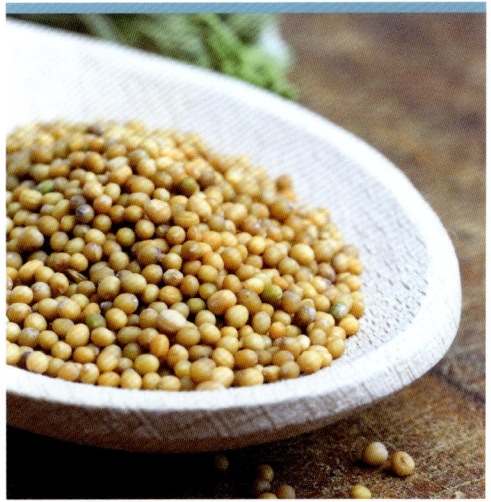

Mit Senf gegen Kopfschmerzen: Das geht!

Senf-Fußbad gegen Kopfschmerzen

Das warme Wasser hilft zusätzlich, Verspannungen und Verkrampfungen zu lösen. Außerdem wird die Durchblutung angeregt. Das Senf-Fußbad sollte jedoch nicht bei bestehenden Verletzungen an den Füßen angewendet werden.

- Vier Esslöffel zermahlene Senfkörner in eine Kanne geben und mit einem Liter kaltem Wasser übergießen. Das Ganze eine Stunde ziehen lassen.
- Danach den Ansatz zwei Minuten kochen und abseihen.
- Senfabsud zu etwa 7–9 Litern warmem Wasser hinzugeben.
- Die Füße zwei- bis dreimal am Tag rund 10 Minuten darin baden. Bei Hautrötungen das Fußbad abbrechen und erst wieder anwenden, wenn die Rötung vollständig abgeklungen ist.

Heilerde und Kamille bei Kopfschmerzen

Beim ersten Anflug von Kopfschmerzen können Sie rasch zwei große Gläser kohlensäurefreies Wasser trinken. Wassermangel ist nämlich fast so schlimm für alle Körpervorgänge wie ein kranker Darm.

- Um im Darm die Fäulnisbakterien zu binden und auszuscheiden, nehmen Sie erst mal Heilerde, vielleicht geht damit auch schon der Kopfschmerz weg. Auf ein großes Glas Wasser geben Sie etwa einen flachen Teelöffel davon. Das trinken Sie dreimal am Tag.
- Zur äußerlichen Anwendung geben Sie einen Heilerdebrei auf ein kleines Tuch oder passend gefaltetes Küchenpapier und legen es auf die Stirn auf.

- Auch eine Tasse Kamillentee lindert den Kopfschmerz, denn Kamille enthält entzündungshemmende Wirkstoffe und in geringem Maß Salizylsäure, einen schmerzhemmenden Wirkstoff, der heute synthetisch hergestellt wird – das bekannte Aspirin.

Gemüsesäfte

Eine Portion Gemüsesaft über den Tag getrunken kann Wunder wirken, wenn essenzielle Nährstoffe fehlen und auch, um im Darm aufzuräumen. Sowohl bei Migräne, wie auch bei Kopfschmerz werden Gemüsesäfte empfohlen.

Gute Mischungen
- 300 ml Karottensaft und 200 ml Spinatsaft
- 300 ml Karottensaft, 100 ml Rote-Bete-Saft und 100 ml Gurkensaft
- 300 ml Karottensaft, 50 ml Staudenselleriesaft, 20 ml Petersiliensaft und 50 ml Spinatsaft

TIPP Wenn Spannungskopfschmerzen oder Migräne durch verspannte Muskeln oder Fehlstellungen in der Wirbelsäule hervorgerufen werden, sollten Sie zwischendurch in Bewegung bleiben. Lockerungsübungen, zwischendurch mal vom Schreibtisch aufstehen und leichte Bewegungen zum Strecken und Dehnen machen, das kann helfen. Sehr effektiv sind auch Entspannungstechniken wie die Progressive Muskelentspannung nach Jacobson oder Autogenes Training.

TIPP Ein kaltes Armbad hilft bei Kopfschmerzen. Den Puls an den Handgelenken unter kaltes Wasser halten und die Stirn mit einem mit kaltem Wasser benetzten Waschlappen kühlen.

Migräne und Spannungskopfschmerz

Bei Spannungskopfschmerz wird davon ausgegangen, dass es sich um eine Erkrankung des Nervensystems handelt. Die Beschwerden werden in verschiedene Kategorien unterteilt, wie zum Beispiel in Muskelkontraktionskopfschmerz, psychogener Kopfschmerz oder vasomotorischer Kopfschmerz.

Migräne zählt nicht zu den Kopfschmerzen, obschon sie vom Spannungskopfschmerz kaum zu unterscheiden ist. Sie ist eine eigenständige Krankheit. Ihr liegt häufig eine Entzündung und Reizung der Hirnhautgefäße im sogenannten Trigeminussystem des Gehirns zugrunde. Allergien wie die auf Schimmelpilze, Glutamat, Wetterumschwung, Menstruationszyklen und Stress können eine Migräneattacke auslösen. Sie kündigt sich mit pochendem halbseitigem Kopfschmerz an, mit Sehstörungen, Frösteln, Brechreiz, Empfindlichkeit gegen Sinnesreize wie laute Musik, Licht, oder Gerüche. Die Aktivität der Nervenzellen im Gehirn nimmt zu, je näher die Migräneattacke rückt.

Für den Arztbesuch

Da sich Spannungskopfschmerzen und Migräne sehr ähneln können, ist Ihr Arzt auf Ihre Beobachtung angewiesen. Schreiben Sie Ihre Symptome so genau wie möglich auf. Wann/unter welchen Umständen treten die Schmerzen auf? Bei Wetterwechsel, Stress, Einnahme bestimmter Medikamente?

Liegen andere Grunderkrankungen vor?

Wie häufig treten die Schmerzen auf? Gelegentlich oder regelmäßig?

Wie lange dauern die Schmerzattacken?

Welche Begleitsymptome treten auf? Übelkeit, Erbrechen, Licht- oder Lärmempfindlichkeit?

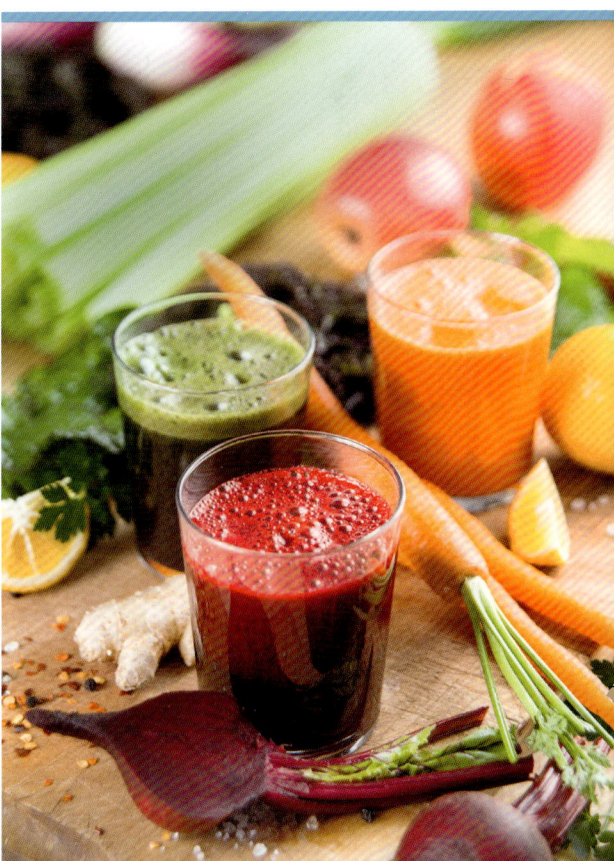

Gemüse- und Obstsäfte kurbeln Stoffwechsel und Verdauung an und helfen so indirekt bei Kopfschmerzen.

Guaranatee bei Migräne

Guarana enthält Koffein, das sich anders als das im Kaffee erst allmählich entfaltet und bis zu sechs Stunden anhält.

- 10 g Guarana, 15 g Heidekraut, 15 g Hopfen, 30 g Kamille, 30 g Schafgarbe, 25 g Baldrianwurzel, 25 g Aurikelwurzel, 25 g Johanniskraut, 25 g Weidenrinde vermischen.
- Einen Esslöffel der Mischung in eine Kanne geben und mit ½ Liter kaltem Wasser übergießen. Das Ganze ½ Stunde ziehen lassen.
- Danach den Ansatz 1–2 Minuten kochen und den Absud dann weitere 5 Minuten ziehen lassen, dann abseihen.
- Über den Tag verteilt von dem Tee trinken.

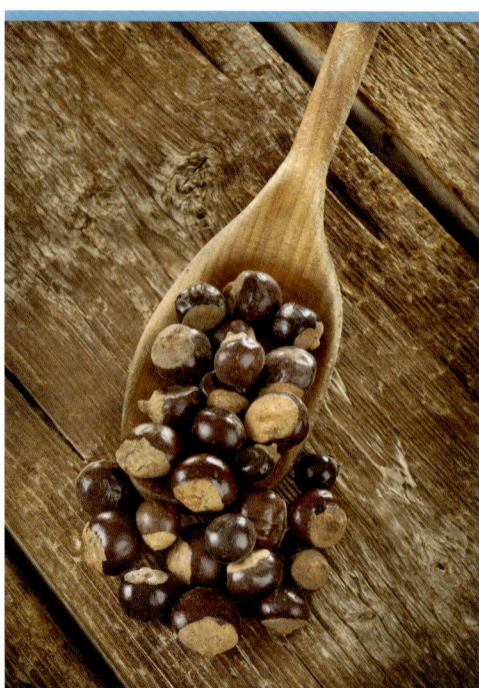

Das Koffein in Guarana-Früchten wirkt langsamer und langanhaltender als das im Kaffee.

Ehrenpreis-Käuter-Tee

- 15 g Benediktenwurz, 15 g Ehrenpreis, 20 g Melisse, 20 g Gartenraute, 15 g Bibernelle, 15 g Meisterwurz sorgfältig vermischen.
- Zwei Esslöffel der Mischung in eine Kanne geben und das Kraut mit ½ Liter kaltem Wasser übergießen. Das Ganze einige Stunden ziehen lassen.
- Danach den Ansatz 2 Minuten kochen und den Absud dann weitere 10 Minuten ziehen lassen. Anschließend abseihen
- Über den Tag verteilt 2–3 Tassen trinken.

Silberweide-Gänsefingerkraut-Tee

- 25 g Silberweidenblätter, 25 g Gänsefingerkraut, 20 g Lavendelblüten, 10 g Primelblüten, 10 g Stiefmütterchenblüten, 10 g Ringelblumenblüten sorgfältig mischen.
- Zwei Esslöffel der Mischung in eine Kanne geben und das Kraut mit ½ Liter kochendem Wasser übergießen. Das Ganze 10 Minuten ziehen lassen, dann abseihen.
- Über den Tag verteilt davon trinken, aber nicht länger als 3 Wochen hintereinander!

Melissentee bei Spannungskopfschmerzen

Melisse wirkt krampflösend, sie hilft bei Spannungskopfschmerzen.

- Zwei Teelöffel Melissenblätter mit einer Tasse kochendem Wasser (150ml) übergießen und den Aufguss etwa 10 Minuten abgedeckt ziehen lassen. Danach abfiltern.
- Dreimal täglich eine Tasse trinken, am besten schon bei den ersten Anzeichen.

Stiefmütterchen-Mädesüß-Akuttee

- 25 g Mädesüß, 20 g Johanniskraut, 20 g Gänsefingerkraut, 20 g gelbes Labkraut, 10 g Stiefmütterchenblüten vermischen.
- Zwei Esslöffel der Mischung in eine Kanne geben und mit ½ Liter kochendem Wasser übergießen. Das Ganze 10 Minuten ziehen lassen, dann abgeseihen.
- Über den Tag verteilt trinken, aber nicht bei Magen- und Darmgeschwüren.

Mutterkraut

Mutterkraut (*Tanacetum parthenium*) ist leicht mit Kamille zu verwechseln. Erst beim näheren Betrachten wird man Unterschiede feststellen. Es kann als Vorbeugung vor einem Migräneanfall als Tee eingenommen werden. Die Wirkung entfaltet sich allerdings erst langfristig. Deshalb muss eine Einnahme über längere Zeit erfolgen. Nur dann kann sich allmählich ein Wirkstoffspiegel im Blut aufbauen, der dann auch konstant erhalten bleibt.

Der Hauptwirkstoff des Mutterkrauts, das Parthenolid, befindet sich in den Blättern. Es bewirkt einen Anstieg der körpereigenen Botenstoffe Serotonin (Glückshormon) und Histamin und bewirkt die Reduzierung von Prostaglandinen. Diese Gewebshormone lösen im Körper unter Umständen entzündliche Prozesse aus. Studien aus England berichten, dass in 72 % der Fälle die Beschwerden Übelkeit und Schwindel sowie die Schwere des Migräneanfalls durch eine Behandlung mit Mutterkraut merklich zurückgegangen seien. Migräne ist ja heute nicht mehr nur Erwachsenensache, Kinder stehen auch zunehmend unter Stress und klagen über Kopfschmerzen und Migräne. Das Kraut darf auch von Kindern verwendet werden und ist eventuell eine Möglichkeit, von den Medikamenten loszukommen. In der Apotheke können Sie getrocknetes Mutterkraut bestellen, auch homöopathische Mittel, z. B. Tropfen und Tabletten, sind im Handel. Sie können es aber auch aus Samen ziehen und im Garten oder Balkonkasten anbauen.

Mutterkrauttee

- Einen Teelöffel Mutterkraut mit 250 ml kochendem Wasser aufgießen. 10 Minuten ziehen lassen. Danach abfiltern.
- Dreimal täglich davon trinken.

Nicht bei Allergien mit Korbblütler anwenden!

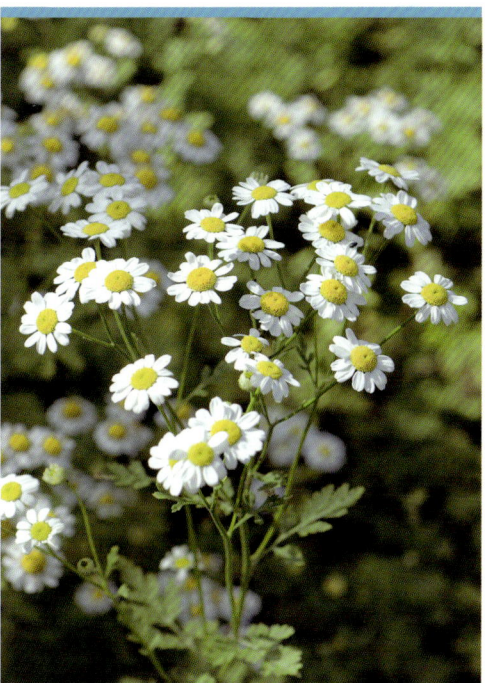

Tee aus Mutterkraut kann, vorbeugend und längere Zeit gebraucht, Migräneattacken abwenden.

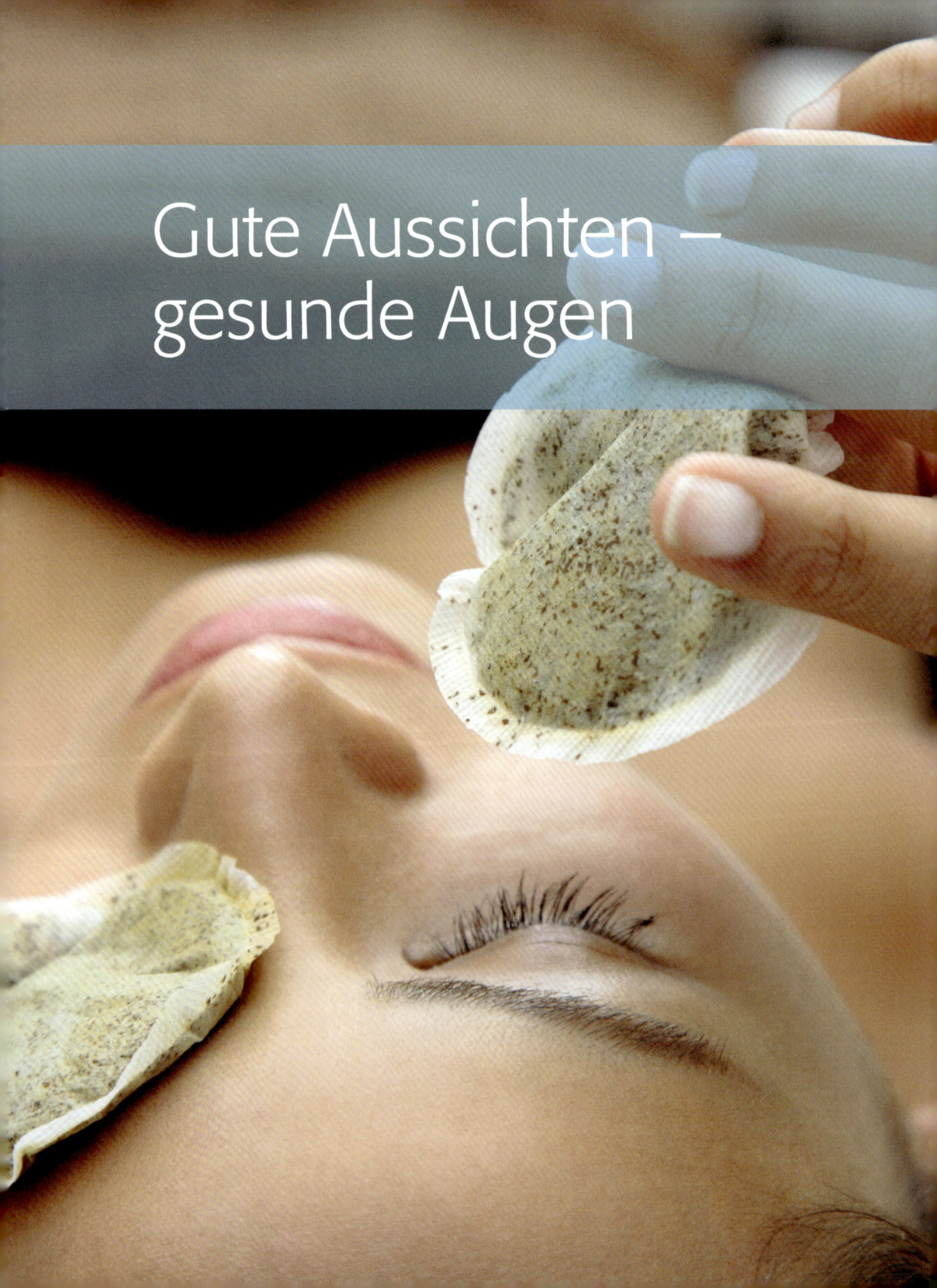

Gute Aussichten –
gesunde Augen

Abhilfe bei Augenleiden

Das menschliche Auge *(Oculus)* ist unser höchstes Gut. Es setzt sich aus dem Augapfel *(Bulbus oculi)*, der Sehbahn und Anhangsgebilden wie dem Tränenapparat, Muskeln, der Bindehaut und den Lidern zusammen. Die Linse sorgt dafür, dass wir sowohl nah als auch weit scharf umrissen sehen können. Lesen wir ein Buch, krümmt sie sich, schauen wir weit entfernt in den Himmel, wird sie abgeflacht. Unsere Augen, so sagt man, sind der »Spiegel der Seele«. Wir sehen in unseren Augen, ob wir traurig sind oder krank, zornig, müde oder glücklich. Die Irisdiagnostik macht sich das auch zunutze.

Augenleiden weisen in der Elementelehre auf ein Ungleichgewicht des Sonnenprinzips (Feuer) hin, degenerative Augenerkrankungen hingegen auf ein überreagierendes Saturnprinzip, das sich in Kühle, Verschlossenheit, Ehrgeiz, Rechthaberei oder in extremem Pflichtbewusstsein äußern kann. Chronische Krankheiten, die häufig in der zweiten Lebenshälfte auftreten, gehören zumeist dem Saturnprinzip an. Bei Augenerkrankungen, so kann man sagen, gilt es, eine veränderte, vielleicht legerere Lebensphilosophie »ins Auge zu fassen«.

Augenbeschwerden hängen von zahlreichen Einflüssen ab, wie altersbedingten Beschwerden, Ernährung, Schlafgewohnheiten oder beruflichen Tätigkeiten, bei denen die Augen stärker als gewöhnlich beansprucht werden. In vielen Fällen können Heilkräuter Linderung verschaffen und auch zahlreiche Beschwerden heilen. Bei Erkrankungen am Auge sollte dennoch immer ein Arzt hinzugezogen werden, auch um feststellen zu können, ob nicht andere Erkrankungen wie Schuppenflechte, Diabetes, Viren, Herpes zoster, oder auch Allergien vorliegen, die mit den Augen in Verbindung stehen. Ohne rechtzeitige und treffende Behandlung kann im schlimmsten Fall das Sehvermögen so schlimm beeinträchtigt werden, dass eine Erblindung droht.

Kräuter, die helfen: Augentrost, Kamille, Thymian, Fenchel

Bindehautentzündung

Die Bindehaut ist eine elastische, membranartige Haut, die den gesamten Augapfel überzieht. Sie kleidet das Augenlid von innen aus und ist an den Rändern mit der Kopfhaut verwachsen. Dadurch dichtet sie das Auge nach außen ab und kann so die Augäpfel vor dem Austrocknen schützen. Außerdem enthält die Bindehaut zahlreiche Drüsen, die Tränenflüssigkeit und Schleim produzieren. Dadurch wird das Auge feucht gehalten. Ist die Bindehaut entzündet, liegt sehr oft eine bakterielle Infektion mit Staphylokokken und Streptokokken vor.
Aber auch Reizungen der Bindehaut durch Staubteilchen, zu viel Sonneneinwirkung, Zugluft, Rauch, chemische Substanzen oder auch Fremdkörper und Pflanzenstaub sind verantwortlich.

Augentrost

Augentrost *(Euphrasia officinalis)* wird nicht nur in der Naturheilkunde bei Augenproblemen eingesetzt, sondern auch in der Schulmedizin. Arzneilich wird das gesamte blühende Kraut außer den Wurzeln verwendet.

Das Homöopathikum *Euphrasia* kann ebenfalls bei Augenentzündungen für Umschläge und Spülungen verwendet werden. Hierfür geben Sie 30–50 Tropfen der Urtinktur auf ein Glas lauwarmes Wasser. Bei äußerlichen Entzündungen nehmen Sie etwas Heilerde und vermischen alles zu einem Brei. Geben Sie dieser Mischung noch etwas Honig hinzu und streichen Sie den Brei auf das Augenlid. Vorsicht, damit keine Krümel ins Auge gelangen.

Augentrost: Der Name zeugt von der langen Tradition des zierlichen Krauts als Mittel bei Augenleiden.

Augentrost-Kamillen-Tee

Augentrost wird seit Jahrhunderten bei Augen- und Lidrandentzündungen verwendet.

- 10 g Augentrost, 10 g Fenchelsamen, 10 g Kamillenblüten sorgfältig mischen.
- Einen Teelöffel mit einer Tasse kochendem Wasser (150 ml) übergießen und etwa drei Minuten abgedeckt ziehen lassen.
- Eine Messerspitze Meersalz einrühren, dann durch eine Filtertüte sauber abseihen.
- Den lauwarm abgekühlten Tee für Spülungen des Auges verwenden. Hierfür nehmen Sie ein in der Apotheke erhältliches Augenglas oder geben den Kräuterauszug in die hohle Hand und spülen zwei- bis dreimal täglich mit geöffneten Augen.

Trockene, entzündete und überanstrengte Augen

Das »trockene Auge«, ein immer häufiger auftretendes Leiden, ist meist ein Symptom am Ende einer langen Kette von seelischen und körperlichen Beschwerden.

Der Augapfel muss ständig feucht gehalten und vor dem Austrocknen geschützt werden. Der Feuchtigkeitsfilm wird von den in der Bindehaut liegenden Drüsen produziert. Durch äußere Einflüsse wie Staub, Klimaanlagen, trockene Raum- oder Zugluft kann es zu einem beschleunigten Abtrocknen des Feuchtigkeitsfilms kommen. Auch bestimmte Medikamente, wie Betablocker, oder eine hormonelle Veränderung können zu einer Verminderung der Produktion der Tränenflüssigkeit führen.

In beiden Fällen kann sich der Mangel durch brennende, gerötete Augen bemerkbar machen. Hinzu kommt ein stumpfes, raues Gefühl, so als habe man Sand im Auge. Unbehandelt steigt die Gefahr einer Bindehautentzündung.

Walnussblättertee bei Augenentzündung

Der Tee wirkt abschwellend und entzündungshemmend. Getränkte Kompressen kann man auf die Augen legen. Um über den Weg Leberstärkung zu gehen, wird der Tee getrunken und zwar zwei- bis dreimal täglich eine Tasse.

- 10 g Walnussblätter, 10 g Löwenzahn, 10 g Tormentillwurzel, 15 g Himbeerblätter, 5 g Augentrost vermischen.
- Ein Teelöffel der Mischung mit einer Tasse (150 ml) kochendem Wasser übergießen und den Aufguss etwa 5 Minuten abgedeckt ziehen lassen.
- Durch eine Filtertüte abseihen, damit keine Kräuterkrümel ins Auge gelangen. Sobald der Tee lauwarm abgekühlt ist, kann er morgens und abends in das Auge getropft werden.

Rosenblüten-Thymian-Kompressen bei überanstrengten Augen

Zu viel Fernsehen, Computerarbeit, Stau oder zu wenig Schlaf – da können die Augen schon mal etwas verquollen und gerötet aussehen. Eine Kompresse schafft Abhilfe.

- Aus 10 g Rosenblüten und 10 g Thymian einen Tee zubereiten, abkühlen lassen.
- Eine Kompresse darin eintauchen und diese immer wieder für ca. drei Minuten auf die geschlossenen Augen legen.

Das ist auch eine gute Möglichkeit, »zwangsweise« mal eine kleine Pause einzulegen um neue Kraft zu schöpfen.

Zaubernuss

Die adstringierenden, zusammenziehenden Wirkstoffe und die Gerbstoffe der Hamamelis oder Zaubernuss, wie sie auch genannt wird, lindern Beschwerden am Auge, die von Streptokokken und *Staphylococcus aureus* ausgelöst werden, sowie alle entzündlichen Prozesse.

Zaubernuss-Umschlag bei entzündetem Gerstenkorn

- Einen Teelöffel Hamamelisrinde 2 Minuten in 200 ml Wasser kochen, 5 Minuten ziehen lassen, durch eine Filtertüte abseihen.
- Den Tee mehrmals täglich für Augenkompressen und -spülungen verwenden.

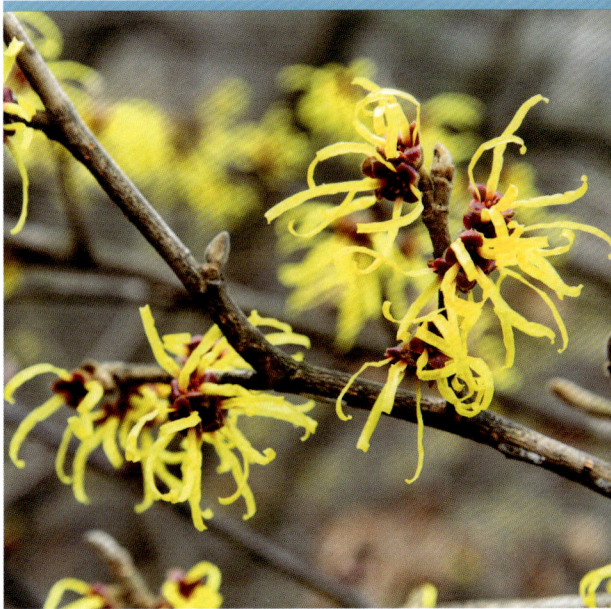

Die Blüten der Zaubernuss erfreuen unsere Augen, ihre Heilkräfte stecken aber in Rinde und Blättern.

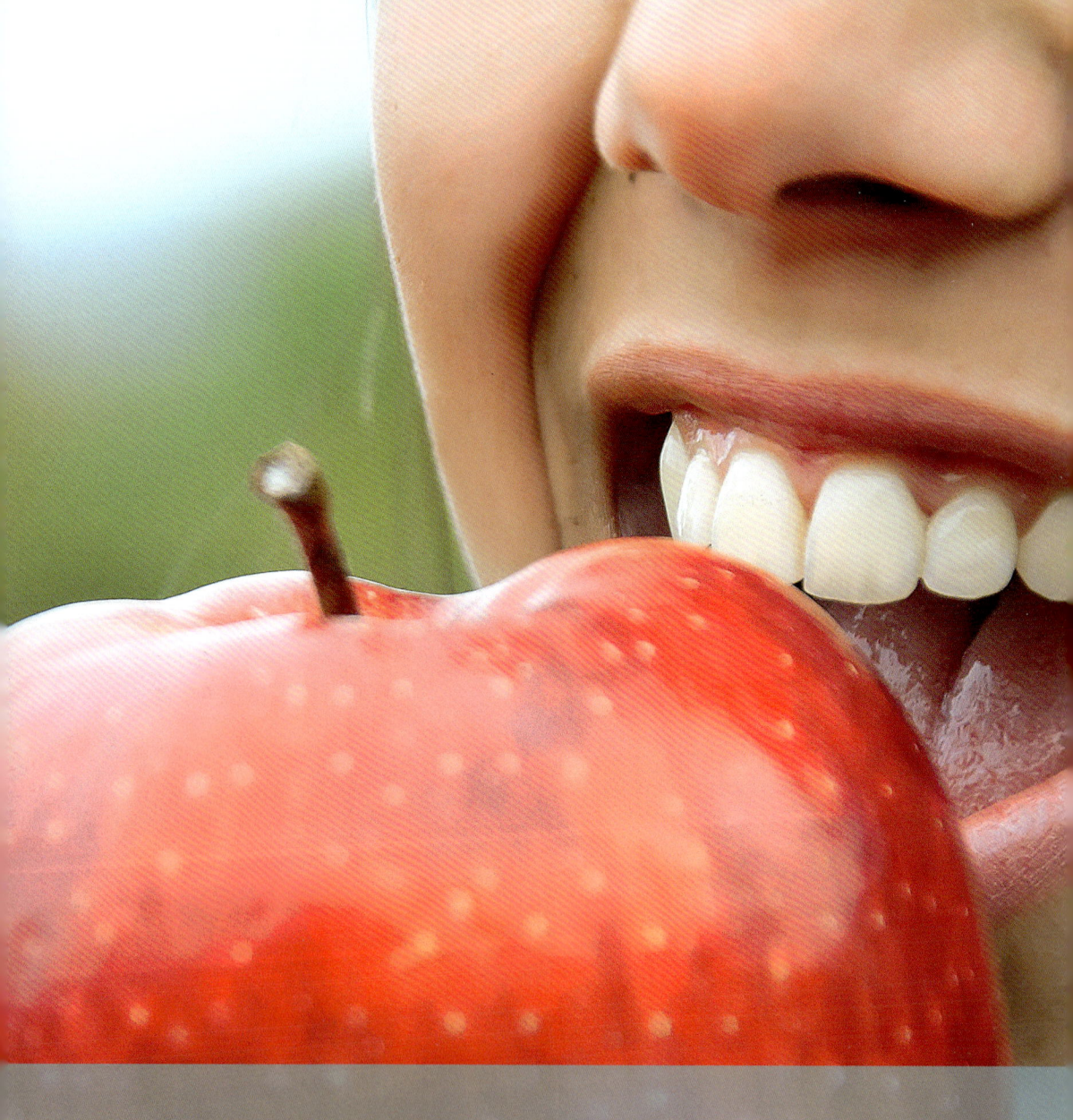

Gesundheit beginnt
im Mund

Die Zähne nicht vergessen

Ganzheitlich betrachtet stehen auch unsere Zähne mit den Organen in enger Verbindung und umgekehrt. Wenn beispielsweise eine Zahnwurzel vereitert ist oder metallhaltige Zahnimplantate unverträglich sind, kann das eine Rückkoppelung zu einem bestimmten Organbereich geben. Beispielsweise würde ein Störfeld im Schneidezahnbereich Auswirkungen auf das Blasen- und Nierensystem haben. Die chinesische Heilkunde weiß von diesen Energieverbindungen seit rund 4000 Jahren und behandelt Störungen in diesen Energiebahnen, den Meridianen, zum Beispiel mit Akupunktur.

TIPP
Versuchen Sie mal neue Wege zu gehen und behandeln Sie schrumpfendes Zahnfleisch oder kariöse Zähne mit einer Spülung vom Beinwelltee.

ein toter Zahn im Kiefer, Schwermetallbelastungen, Darmerkrankungen oder mangelnde Hygiene. Der Zahnarzt kennt einige Behandlungen, um die Entzündungen zu stoppen, aber wenn die Ursache nicht behoben wird, kommt sie womöglich bald wieder. Bakterien im Mund brauchen ein bestimmtes Milieu, um überhaupt gedeihen zu können.

Haben Sie Parodontitis?

Bei gerötetem, geschwollenem Zahnfleisch oder wenn das Zahnfleisch zurückgeht, deutet alles auf eine Parodontitis hin. Immer wenn »itis« am Ende steht, handelt es sich übrigens um entzündliche Reaktionen. Parodontitis ist eine Infektionserkrankung, bei der sich das Zahngewebe zurückbildet und die Zahnwurzeln immer mehr an Halt verlieren. Anfangs bemerkt man vielleicht nur eine Überempfindlichkeit, wenn etwas Kaltes getrunken wird, dann folgt Zahnfleischbluten und nach unbehandeltem Verlauf liegen die Zahnhälse immer mehr frei.

Parodontitis kann zu Arthritis, Diabetes, zu Herzerkrankungen oder gar Fehlgeburten führen. Parodontose ist dagegen noch ohne Entzündungsreaktionen. Die Ursachen sind vielseitig:

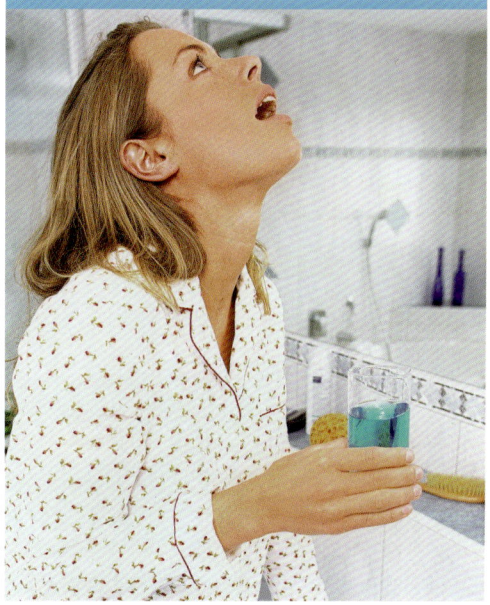

Die beste Vorbeugung ist Zähneputzen.

Die Erfahrung mit Parodontitis mussten auch die Seefahrer im 17. Jahrhundert machen, als ihnen reihenweise die Zähne ausfielen. »Skorbut« wurde diese Krankheit genannt. Mit reichlich Sauerkraut konnte ihnen geholfen werden. Das darin enthaltene Vitamin C ist tatsächlich sehr gut, um die Zahngesundheit zu erhalten und Zahnfleischrückgang zu stoppen.

Eichenrindentee

Eichenrinde wirkt stark adstringierend und entzündungshemmend und kann bei allen Entzündungen im Mundbereich helfen.

- Zwei Teelöffel Eichenrinde mit einer Tasse (150 ml) kaltem Wasser übergießen. Eine Stunde stehen lassen, dann den Absud 2 Minuten aufkochen. Noch weitere 10 Minuten ziehen lassen, danach abseihen.
- Mehrmals täglich damit gurgeln.

TIPP Bei Zahnschmerzen hilft eine Gewürznelke wunderbar. Nehmen Sie eine oder zwei Stück und legen Sie sie neben den kranken Zahn oder beißen Sie darauf. Gewürznelken wirken desinfizierend und leicht betäubend.

Was tun bei Mundgeruch?

Mundgeruch nach dem Essen und Verdauungsprobleme? Es können aber auch andere Ursachen zugrunde liegen, wie Darmerkrankungen, Zahninfektionen, schlecht sitzende Prothesen, Diabetes oder Atemwegserkrankungen. Helfen Hausmittel nicht, suchen Sie einen Arzt auf.

Samen von Kümmel und Fenchel

Kümmel- oder Fenchelsamen, die nach dem Essen gekaut werden, helfen. Die fördern nämlich die Verdauung und stoppen den üblen Geruch sofort.

Salbei kauen

Salbeiextrakte sind häufig in Zahncremes enthalten, sie wirken antibakteriell und töten Bakterien und Pilze ab. Bei unschönem Zahnbelag kauen Sie jeden Tag ein Blatt Salbei, das lässt die Zähne etwas weißer werden. Das hilft außerdem bei schlechtem Atem und Parodontose. Sie können den Mund auch mit Salbei desinfizieren, indem Sie mit Salbeitee gurgeln. Wem der Geschmack nichts ausmacht, nimmt Teebaumöl verdünnt mit Wasser.

Herpes simplex

Lippenherpes wird durch Kontakt und Speichel übertragen – küssen, das gleiche Besteck nehmen, aus dem gleichen Glas trinken. Dieser Herpes tritt vornehmlich an den Lippen, aber auch an anderer Stelle im Gesicht auf. Ein stabiles Immunsystem kann das hartnäckige Herpesvirus abwehren, das sich sonst entlang der Gesichtsnerven in den Hautzellen im Mundbereich niederzulassen.

Durch die rasante Vermehrung der Viren spüren viele Menschen schon einige Zeit vor dem sichtbaren Ausbruch typische Warnsignale wie Brennen, Kribbeln oder Spannungsgefühle an den Lippen.

In der zweiten Phase zeigen sich dann nässende Bläschen auf den Lippen. Diese sind prall gefüllt mit Viren und platzen bei der leichtesten Berührung. Allgemein dauert diese Phase 2–3 Tage, danach verkrusten die Bläschen.

Unbehandelt klingt Lippenherpes nach etwa 14 Tagen ab.

Bei Ausbruch von Lippenherpes hat sich Honig bewährt, den Sie einfach auf die befallene Stelle streichen. Dabei müssen Sie etwas experimentieren, weil nicht alle Honige gleich sind und sie Unterschiede in ihrer antimikrobiellen Zusammensetzung aufweisen.

Melissensalbe bei Lippenherpes

- Die Fettkomponenten 50 g Sheabutter und 50 g Kakaobutter im Wasserbad schmelzen und dabei gut verrühren.

- Wenn die Zutaten fast wieder abgekühlt sind, fünf Tropfen ätherisches Melissenöl unterrühren. Die Salbe in kleine Tiegel abfüllen.

Vielleicht möchten Sie sich auch aus frischen Zitronenmelissenblättern einen Ölauszug herstellen, um damit die Creme zu machen. Dafür nehmen Sie die Blätter, zerkleinern sie etwas und übergießen sie in einem Twist-off-Glas mit Öl, sodass sie vollständig bedeckt sind. Das verschlossene Glas lassen Sie drei Wochen an der Sonne stehen, bis die Essenz eine grünliche Farbe angenommen hat. Dann wird abgefiltert. Der Ölauszug kann pur verwendet werden, oder 4–8 ml Zitronenmelisse-Ölauszug werden der Salbe hinzugefügt.

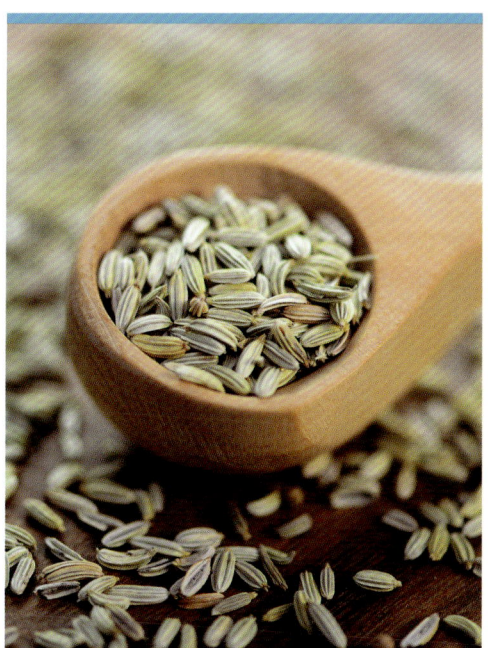

Fenchelsamen, nach dem Essen oder zwischendurch gekaut, sorgen für frischen Atem.

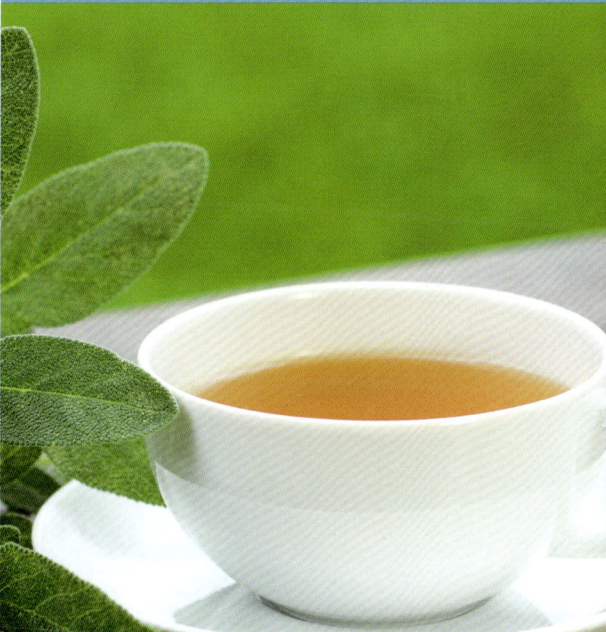

Salbei wirkt antibakteriell und wird bei Beschwerden im Mundraum oder zur Vorbeugung genutzt.

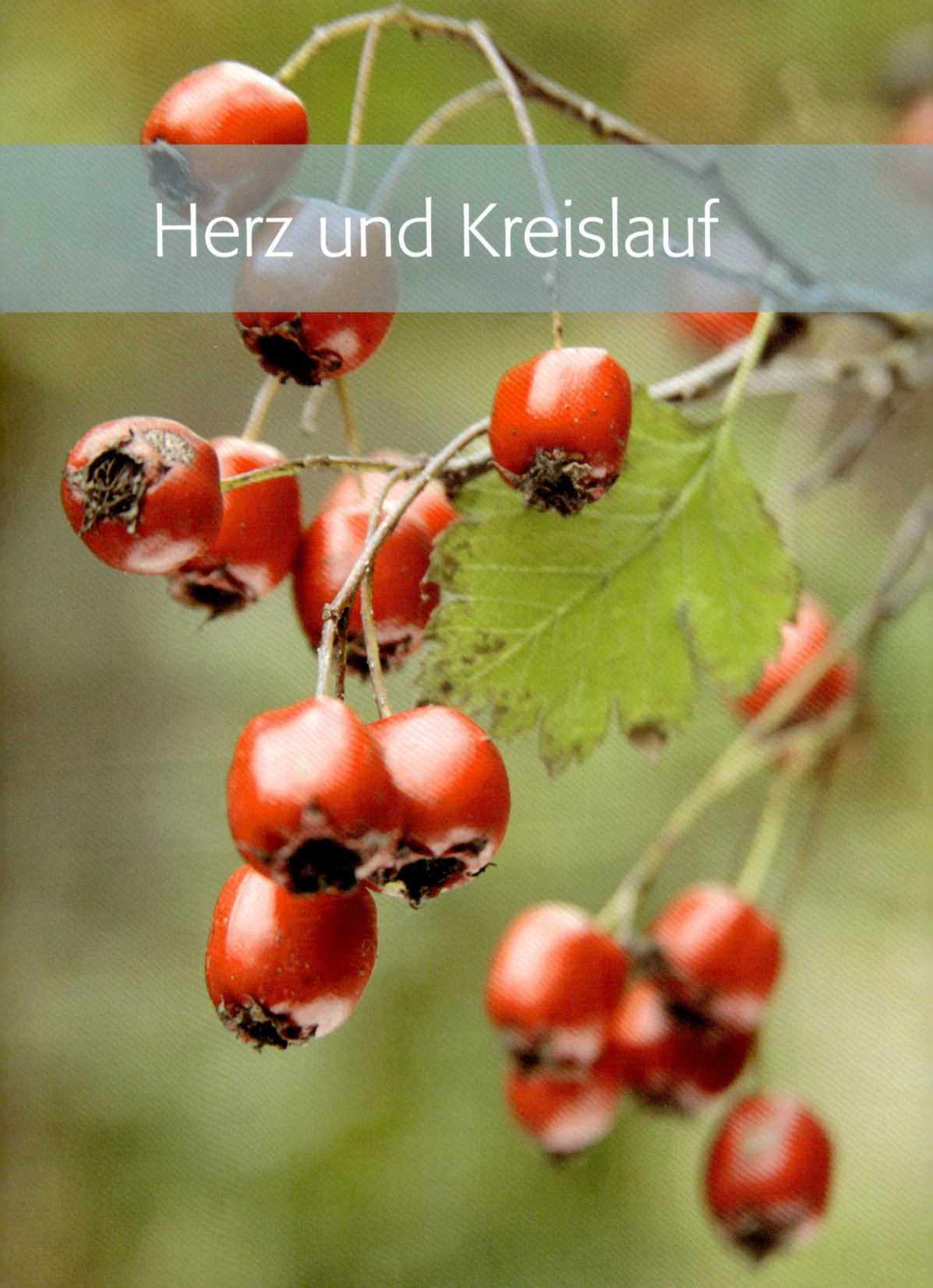

Herz und Kreislauf

Bleiben Sie im Takt

Hinter dem Begriff Herz-Kreislauf-Erkrankung verbergen sich nicht nur Krankheiten, die das Herz betreffen, sondern das gesamte Herz-Kreislauf-System, wozu auch die Arterien und Venen zählen. Das Herz ist der Motor unseres Lebens, es spielt nicht nur bei der Entsorgung von Stoffwechselschlacken eine zentrale Rolle, sondern versorgt über das Blut alle Organe und Körpergewebe mit Nährstoffen und lebensnotwendigem Sauerstoff. Dabei pumpt es pro Tag rund 7000 Liter Blut durch den Körper. Stellen Sie sich vor, wenn Sie 80 Jahre jung sind, dann hat Ihr Herz bereits zwischen 2,5 und 3,8 Milliarden Herzschläge getan – unser Herz ist ein wahrer Schwerstarbeiter!

Der Blutdruck

Bluthochdruck (Hypertonie) ist die Nummer eins der Herzerkrankungen. Medizinisch spricht man davon, wenn der Blutdruck längere Zeit bei 140/90 mmHg oder darüber liegt, im Vergleich zum optimalen Blutdruck von 120/80 mmHg. Die Maßeinheit für den Blutdruck wird in mmHg (Millimeter Quecksilbersäule) mit zwei Werten angegeben. Sie zeigen die Kraft an, die einer 140 mm hohen Quecksilbersäule das Gleichgewicht hält.
Der obere Wert (systolischer Blutdruck) ist der Druck, der in den Blutgefäßen herrscht, während das Herz pumpt; der untere Wert (diastolischer Blutdruck) ist der Druck in der Entspannungsphase des Herzens. Der obere Wert sollte nicht über 140 mmHg, der untere nicht über

90 mmHg liegen. Das sind zugrunde gelegte Werte, die, wie der Herzschlag auch, vielen Einflüssen unterliegen.

Kräuter, die helfen: Weißdorn, Lavendel, Melisse

Tee bei Bluthochdruck und Arteriosklerose

- 40 g Weißdornblüten, 40 g Ackerschachtelhalm, 20 g Hirtentäschelkraut, 20 g Rautenblätter und 5 g Mistelblätter sorgfältig miteinander mischen.
- Einen Esslöffel der Mischung mit einer Tasse (150 ml) kochendem Wasser übergießen und den Aufguss 10 Minuten ziehen lassen. Dann abseihen.
- 2–3 Tassen täglich davon trinken. Raute darf nicht als Langzeittee über Monate verwendet werden.

Blutdruckausgleichender Tee

- 30 g Mistel, 30 g Hirtentäschel, 20 g Johanniskraut und 20 g Schafgarbe sorgfältig miteinander vermischen.
- Einen Teelöffel der Mischung mit einer Tasse kochendem Wasser (150 ml) übergießen und den Aufguss etwa 5 Minuten abgedeckt ziehen lassen. Danach abfiltern.
- Dreimal täglich eine Tasse davon trinken.

Knoblauchtee

- 20 g Schafgarbe, 20g Weißdornblätter, 20 g Weißdornblüten und 20 g Ackerschachtelhalm sorgfältig miteinander vermischen.

- Zwei Teelöffel vom Kraut und 15 g frische, klein geschnittene Knoblauchzehen mit einer großen Tasse (200 ml) Wasser übergießen und den Aufguss 10 Minuten ziehen lassen. Danach abfiltern.
- Zweimal täglich eine Tasse davon trinken. Nach Belieben mit Honig süßen.

Zur Kräftigung und Entspannung

Lavendelbad zur Entspannung

- 60 g Lavendelblüten mit einem Liter Wasser übergießen, zum Sieden einmal kurz erhitzen und 10 Minuten ziehen lassen, dann abseihen.

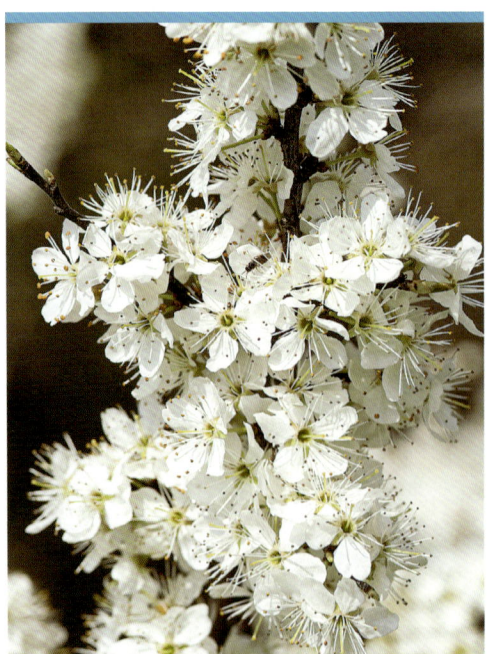

Wunderschöne Weißdornblüten

- Diesen Tee dem Badewasser zusetzen. Die empfohlene Badetemperatur liegt bei etwa 38 °C. Bei Herzerkrankungen sollte das Herz über dem Wasserspiegel bleiben und die empfohlene Badedauer von 15 Minuten eingehalten werden.

Medizinalwein bei Herzrhytmusstörungen

- 10 g Bitterorangenblätter, 20 g Weißdornblüten, 20 g Baldrianwurzel, 20 g Passionsblume in eine weithalsige, verschließbare Flasche geben. Mit Rotwein aufgießen, bis alles bedeckt ist. Eine Woche lang an einem sonnigen Platz ziehen lassen. Ab und zu schütteln.
- Den Wein filtrieren und in Flaschen füllen und im Kühlschrank aufbewahren. Morgens und abends bei Beschwerden ein Likörgläschen davon trinken.

Weißdorn

Weißdorn ist nicht nur ein Herzensfreund, sobald sich durch seine adaptogenen Wirkstoffe der Herzrhythmus stabilisiert hat, bessern sich auch Beschwerden, die gar nicht mit Herz-Kreislauf-Problemen in Verbindung gebracht wurden, beispielsweise Kopfschmerzen oder Schlafstörungen.

Weißdornblütentinktur

- Ein verschließbares Glas bis zur Hälfte mit Weißdornblüten und -blätter füllen und mit 600 ml 70prozentigem Alkohol auffüllen.
- Den Ansatz etwa 14 Tage an einem sonnigen Platz stehen lassen. Täglich schütteln. Anschließend filtrieren und in Fläschchen füllen.

- Drei- bis viermal täglich bei Herz-Kreislauf-Beschwerden etwa 10–15 Tropfen in Wasser gelöst einnehmen.

Weißdorntee für Herz und Kreislauf

Dieser Tee führt zur Entlastung des überbeanspruchten Herzens und hilft bei Herzbeschwerden jeden Alters.

- Einen Teelöffel zerkleinerte Weißdornblüten und eventuell auch -blätter mischen und mit einer Tasse (150 ml) kochendem Wasser überbrühen. 10 Minuten ziehen lassen und dann abfiltern.
- Von dem Tee dreimal täglich eine Tasse trinken; als Kur 3–4 Monate lang.

TIPP Bürstenmassagen helfen den Kreislauf in Schwung zu bringen. Mit einer weichen Körperbürste oder einem Luffahandschuh – einem Massagehandschuhe aus dem Naturprodukt Luffa, einer Gurkenart – massieren Sie sich vom Unterschenkel angefangen kreisförmig zum Herzen hin.

Weißdornbeerentinktur

- 50 g getrocknete Weißdornbeeren in eine weithalsige Flasche füllen und mit 600 ml Alkohol, z. B. Korn, übergießen.
- Zwei Wochen an einem sonnigen Platz ziehen lassen, dabei gelegentlich schütteln.
- Wichtig ist, dass die Beeren und Blüten vollkommen mit dem Alkohol bedeckt sind und so lange stehen bleiben, bis der Alkohol die rote Farbe aus den Früchten gezogen hat. Die Flüssigkeit absieben und in eine saubere Flasche umfüllen.

Standarddosierung

- *Schwindel, Herzklopfen, Atemnot:* morgens und abends je 20 Tropfen in Wasser oder auf Zucker einnehmen.
- *Unruhiger Schlaf:* 40 Tropfen, vor dem Zubettgehen in Wasser oder auf Zucker eingenommen, fördern einen ruhigen Schlaf.
- *Beruhigung:* 30 Tropfen genügen bei Nervenschwäche und zur allgemeinen Beruhigung.
- *Venenerkrankungen:* Zweimal täglich 10–20 Tropfen in Wasser oder auf Zucker.

Niedriger Blutdruck

Aus ärztlicher Sicht muss ein niedriger Blutdruck nicht zwingend behandelt werden, außer er wäre infolge von Erkrankungen der Schilddrüse, der Nebennieren oder bei Herzrhythmusstörungen und Herzschwäche entstanden. Betroffene sehen das sicher etwas anders. Sie fühlen sich oft schlapp und müde, bei langem Stehen wird Ihnen schwarz vor Augen. Sie klagen über Schwindel, Konzentrationsschwierigkeiten und Schlafstörungen.

Melissen-Hirtentäschel-Tee bei niedrigem Blutdruck

- 20 g Hirtentäschel, 20 g Melisse vermischen.
- Einen Esslöffel mit einer Tasse (150 ml) kochendem Wasser übergießen.
- 10 Minuten ziehen lassen. Abfiltern. Täglich 1–2 Tassen davon trinken.

Kein Mittel gegen niedrigen Blutdruck in der Schwangerschaft! Hirtentäschel kann Wehen auslösen, deshalb darf das Kraut keinesfalls verwendet werden!

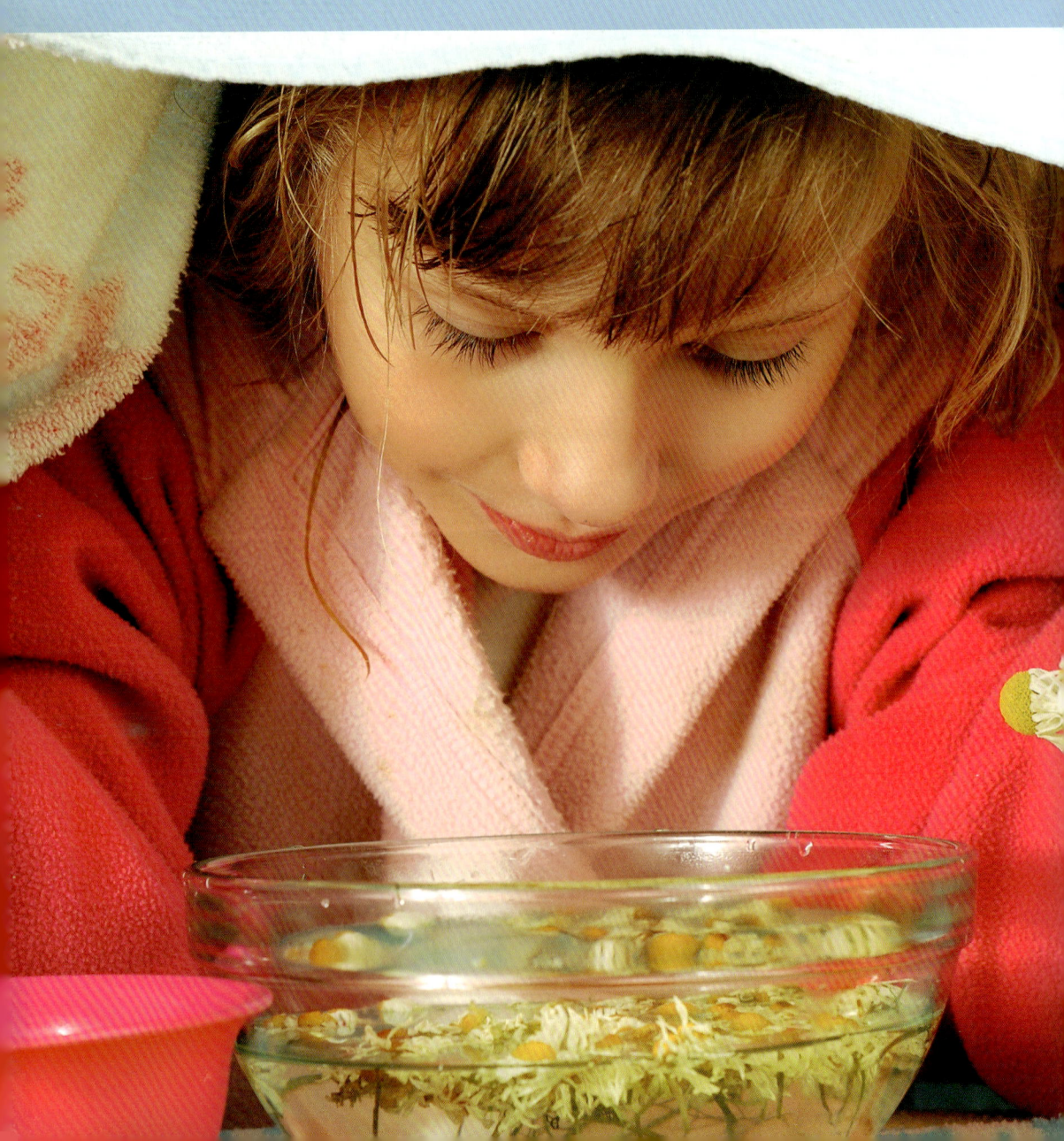

Wenn Kinder krank sind

Sanfte Hausmittel für die Kleinen

Kinder müssen sich mit den unterschiedlichsten Einflüssen auseinandersetzen. Gut zu wissen, dass sie über eine große Widerstandskraft gegen Krankheitserreger verfügen. Trotzdem greifen Viren und Bakterien um sich, an Schniefnasen, Husten und manchen typischen Kinderkrankheiten führt häufig kein Weg vorbei. Dabei entwickelt sich das Immunsystem immer weiter und lernt, ähnlich wie das Gehirn, sich in Zukunft besser wehren zu können. Das ist ein wichtiger Lernprozess, besonders bis zum 11. Lebensjahr und genetisch festgelegt. Deshalb ist es wichtig, die Krankheiten nicht gleich durch übertriebene Behandlungen oder gar Antibiotika zu unterdrücken. Sanfte Naturheilmittel fördern dagegen die Gesundwerdung, ohne die Widerstandskraft zu unterdrücken.

Kräuter, die helfen: Fenchel, Anis, Kamille, Melisse, Königskerze, Salbei

Holundermus zur Stärkung des Immunsystems

- 1 kg Holunderbeeren mit etwas Wasser musig kochen. Anschließend durch ein Sieb streichen oder Passiergerät streichen.
- Unter den dickflüssigen Saft mit 500 g Zucker ziehen, zwei Zimtstangen und vier Gewürznelken zugeben. Alles noch einmal etwa 10 Minuten köcheln lassen.
- Die Gewürze entfernen und das Holundermus heiß in kleine Gläser einfüllen.
- Zur Erkältungszeit kann das Mus pur oder in Milch oder Jogurt eingerührt gegessen werden. Es schmeckt auch gut zu Vanillepud-

ding. Das Mus ist im Kühlschrank einige Wochen haltbar.

TIPP Frieren Sie einen Teil der Ernte von Holunderbeeren, Brombeeren und Erdbeeren ein. Dann können Sie bei Bedarf natürliche Heilmittel frisch zubereiten.

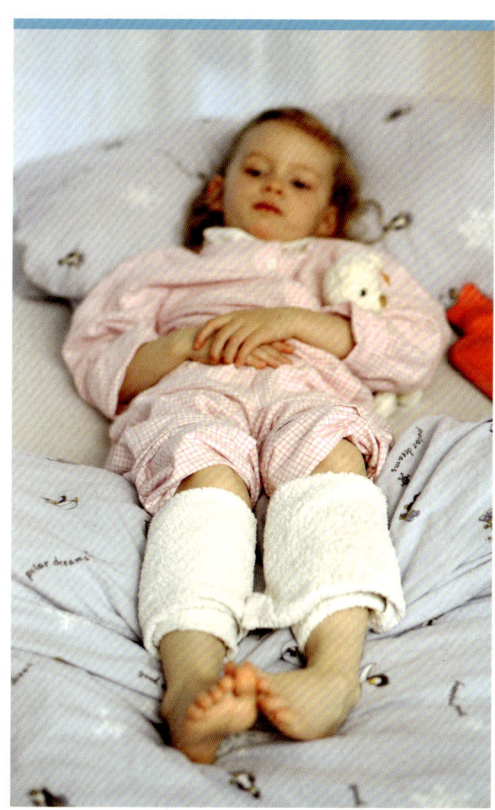

Wadenwickel sind ein einfaches und altbewährtes Mittel, um Fieber zu senken.

Wirklich Bauchweh?

Wenn Ihr Kind von Bauchweh spricht, müssen Sie wie ein Detektiv vorgehen. Je weiter der Schmerz vom Bauchnabel entfernt ist, umso wahrscheinlicher handelt es sich um Blähungen, Verstopfung oder etwas Ähnliches. Auch Aufregung kann Bauchschmerzen verursachen.

Kräuter, die helfen: Anis, Kamille, Fenchel

Fencheltee

Der Tee hilft auch Säuglingen. Lassen Sie dann aber den Anis weg. Die Kinder sollten den Tee zunächst probieren. Manche Kinder mögen die Mischung nicht.

- Einen Teelöffel Kamille, einen Teelöffel Anis, einen Teelöffel Fenchel vermischen.
- Einen Teelöffel der Mischung mit 250 ml kochendem Wasser übergießen und den Aufguss 10 Minuten ziehen lassen. Danach abfiltern.
- Über den Tag verteilt etwas von dem Tee trinken. Eine Wärmflasche auf den Bauch kann auch die Verspannungen lösen.

Anismilch

- ½ Teelöffel Anis, ½ Teelöffel Kümmel in 500 ml Milch geben, alles unter Rühren aufkochen lassen. Anschließend die Gewürze abfiltern.
- Die Anismilch mit Honig süßen und dem Kind in kleinen Schlucken zu trinken geben.

Kräuter-Gewürztee bei Darmkoliken

Darmkoliken bei kleinen Kindern sind recht häufig, vielleicht haben sie zu hastig gegessen, sind nervös oder vertragen bestimmt Nahrungsmittel nicht.

- 25 g Kamille, 10 g Kümmel, 10 g Baldrian, 15 g Majoran, 15 g Fenchel gut vermischen.
- Einen Teelöffel der Mischung mit 250 ml kochendem Wasser übergießen und den Aufguss 10 Minuten ziehen lassen. Danach abfiltern.
- 1–2 kleine Tassen zu trinken geben.

Gemüse und Obst gegen Durchfall

Bei Durchfall helfen pektinhaltige **Möhren**, gekocht oder roh geraspelt. Gekochte Möhren bilden kleinste Zuckermoleküle, sogenannte Oligosaccharide. Diese Stoffe sind in ihrer Struktur den Rezeptoren der Darmwand sehr ähnlich. Die Krankheitserreger erkennen den Unterschied nicht und setzen sich an diesen Zuckermolekülen fest, nicht an der Darmwand. Sie können dann über den Stuhl ausgeschieden werden.

Ebenso sind **Äpfel** und **Bananen** reich an Pektin. Pektine sind Ballaststoffe, sie quellen im Darm auf und können die Krankheitserreger binden und ausleiten. Reiben Sie einen Apfel mit Schale und lassen Sie ihn kurz stehen, bis er sich braun verfärbt hat. Dadurch erhält er Sauerstoffkomponenten und eine größere Oberfläche. Bananen erhöhen zudem das Stuhlvolumen und führen dem Körper Kalium und Magnesium zu. Zerdrücken Sie eine Banane und geben Sie etwas Honig und ein paar feine Haferflocken dazu.

Wenn Kinder erkältet sind

Besonders bei Säuglingen und kleinen Kindern sind Eltern oft unsicher, welche Hausmittel oder Naturheilmittel sie einem Kind verabreichen dürfen. Denn was für die Erwachsenen gut ist, könnte einem so kleinen Organismus womöglich schaden. Wann immer Sie unsicher oder ratlos sind, ist ein Arzt Ihres Vertrauens hinzuziehen. Wichtig ist immer eine genaue Diagnose. Auch um festzustellen, ob hinter einem Fieberschub oder Bauchweh eine ernsthafte Krankheit steckt.

Honig wird für Säuglinge übrigens nicht empfohlen, sondern erst ab dem 1. Lebensjahr. Verwenden Sie bei allen Rezepten stattdessen Zucker, Kandisklümpchen oder Sirup.

Quarkwickel bei Halsentzündung

- Eine etwa 1 cm dicke Schicht zimmerwarmen Magerquark auf ein Tuch streichen und das Tuch einschlagen, sodass sich der Quark in einer Art Tasche befindet.
- Zwischen zwei Wärmflaschen anwärmen. Der Quarkwickel bleibt etwa 2–3 Stunden auf dem Hals liegen.

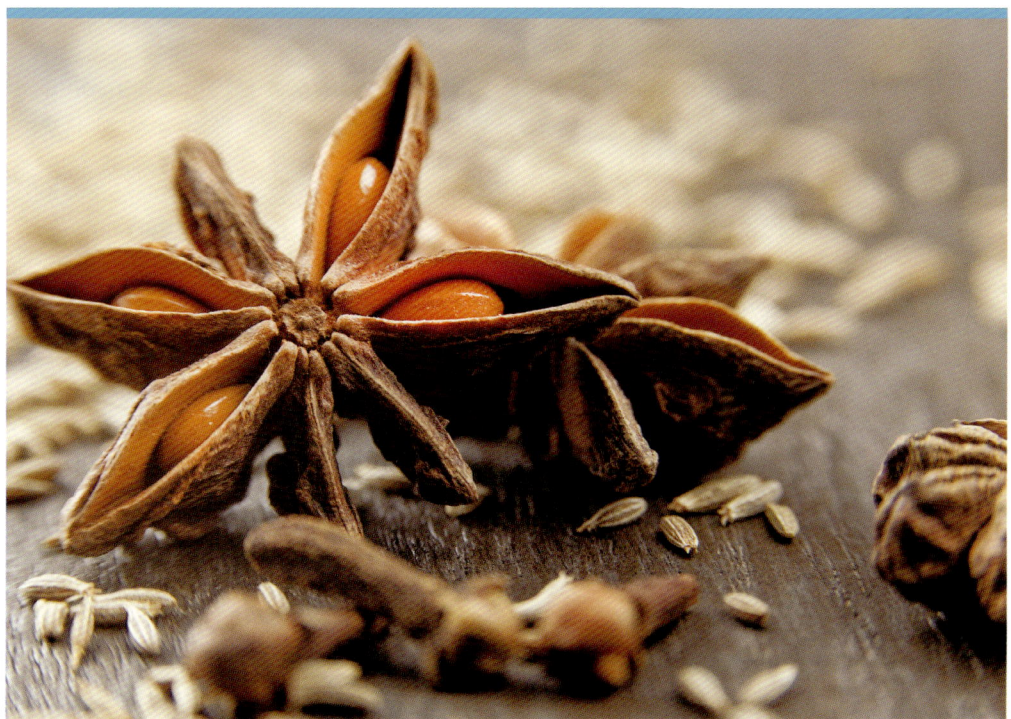

Gewürze wie der Sternanis helfen auf sanfte Weise bei Magenbeschwerden.

Hustentee mit Eibischwurzel

Ab dem 1. Lebensjahr dürfen Kinder mehrmals täglich 30 ml von dem Hustentee trinken.

- 20 g Thymiankraut, 25 g Eibischwurzel, 15 g Spitzwegerich, 10 g zerstoßene Fenchelfrüchte, 10 g Isländisch Moos, 10 g Süßholzwurzel vermischen.
- Einen Teelöffel der Mischung mit 250 ml kochendem Wasser überbrühen und 10 Minuten ziehen lassen. Danach abfiltern.
- Morgens nach dem Aufwachen eine Tasse trinken.

Rettichsaft bei festsitzendem Husten

Je nach Frische des Rettichs kann er bis zu viermal mit Honig oder Kandis aufgefüllt werden.

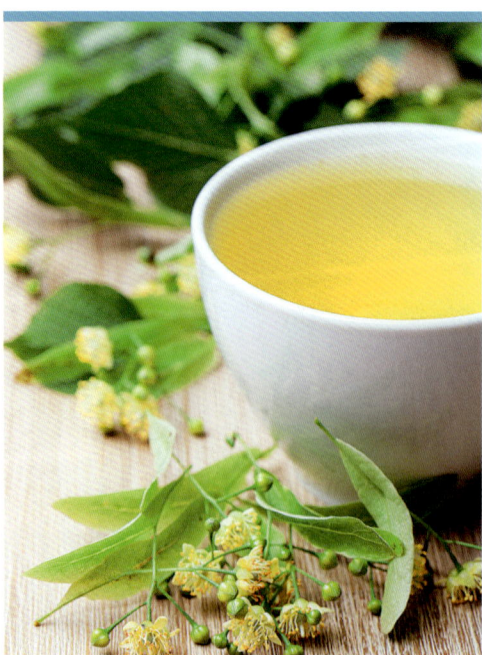

Mit Lindenblütentee kommt man ins Schwitzen, das schwemmt Schadstoffe aus dem Körper.

Der Saft kann auch in lauwarmem Kräutertee verabreicht werden.

- Von einem Rettich den Deckel abschneiden und beiseitelegen. Den Rettich mit einem Löffel aushöhlen.
- In den ausgehöhlten Rettich 5–10 Esslöffel Honig oder Kandiszucker füllen, dann den Deckel wieder draufsetzen. Das Ganze an einem warmen Ort etwa zwei Stunden stehen lassen, damit sich Saft bildet.
- Den Saft in eine saubere Flasche oder ein Glas gießen. Den Hustensaft nicht im Rettich lassen, sonst wird er zu stark und schmeckt nicht mehr.
- Kinder ab einem Jahr erhalten drei- bis viermal einen Teelöffel, Kinder ab drei Jahren erhalten drei- bis viermal zwei Teelöffel.

Schwitztee für Kinder ab einem Jahr

- 50 g Holunderblüten, 50 g Lindenblüten mischen.
- Einen Teelöffel der Mischung mit 250 ml kochendem Wasser übergießen und den Aufguss 10 Minuten ziehen lassen. Danach abfiltern.
- Den Tee mehrmals täglich, je eine Tasse, verabreichen.

Königskerzentee

Der Tee hilft bei Atemwegsinfekten und Nebenhöhlenentzündungen und kann Kindern ab drei Jahren gegeben werden.

- 30 g Holunderblüten, 10 g Schlüsselblumenblüten, 10 g Königskerzenblüten, 5 g Enzianwurzel mischen.
- Einen Teelöffel der Mischung mit 250 ml kochendem Wasser übergießen und den Aufguss 10 Minuten ziehen lassen.

- Bereiten Sie mehrmals täglich eine Tasse zu, möglichst warm trinken.

Salbeibonbons für alle Fälle

Ebenso wie mit Salbei können Bonbons mit Pfefferminze, Zitronenmelisse und anderen Kräutern hergestellt werden.

- Auf 100 g Zucker kommen rund 10–15 sehr fein gehackte Salbeiblätter.
- Den Zucker in einen Topf geben und unter Hitze auflösen. Sobald er beginnt braun zu werden, die Salbeiblätter hinzufügen und alles gut verrühren. Das muss sehr schnell gehen.
- Den Topf vom Herd nehmen und lauter kleine Fladen auf ein vorbereitetes Backpapier tropfen. Vorsichtig, die Masse ist sehr heiß. Falls die Masse zwischendrin schon erstarrt ist, einfach erneut erhitzen.
- Nachdem die Bonbons ganz ausgehärtet sind, kühl und trocken lagern.

Ohrenschmerzen-Kamillesäckchen für Babys

- Eine Handvoll Kamillenblüten in die Mitte eines dünnen Baumwolltaschentuchs geben. An den vier Ecken zusammenbinden und über heißem Wasserdampf oder zwischen zwei Wärmflaschen erwärmen.
- Das Säckchen auf das Ohr des Kindes legen und mit einem Schal oder Stirnband fixieren.
- Das Kamillesäckchen bleibt eine halbe Stunde auf dem Ohr, dann erneut erwärmen.

Wadenwickel

- Legen Sie sich genügend Handtücher zurecht und stellen eine Schüssel mit tempe-

riertem Wasser bereit. Nach heutigem Wissenstand sollte das Wasser lediglich 5 °C kälter sein als die Körpertemperatur. Mit einer wasserundurchlässigen Unterlage bleibt das Bett trocken.

- Die Handtücher in das Wasser eintauchen, gut auswringen und um die Waden des Kindes wickeln. Dann ein trockenes Handtuch über die nassen Wickel legen.
- Den Vorgang zwei- bis dreimal wiederholen, bis die Temperatur ein wenig nach unten gegangen ist.

Fieber als natürlicher Abwehrkampf

Fieber ist eine Reaktion des Körpers auf Infektionen. Mit jedem Grad Temperaturerhöhung nehmen Stoffwechsel und Aktivität des Abwehrsystems deutlich zu und vernichten auch durch die Wärme die schädlichen »Eindringlinge«.

Sofern die Temperatur unter 38 °C bleibt, brauchen Sie nichts unternehmen, dann schafft der Körper das alleine und baut zugleich einen Immunschutz auf. Liegt die Temperatur jedoch über 38,5 °C, sollten Sie versuchen, das Fieber um 1–2 Grad zu senken, besonders wenn Ihr Kind noch unter vier Jahren ist. Das können Sie mit einem Wadenwickel. Sinkt es nicht und das Thermometer zeigt 39,5 °C an, begleitet von immer blasser werdender Haut und beschwerlicher Atmung, ist ein Besuch beim Arzt unumgänglich.

Sammelkalender

Monat	Jan	Feb	März	Apr	Mai	Jun	Jul	Aug	Sept	Okt	Nov	Dez
Ackerschachtelhalm					Triebe	Triebe						
Arnika Naturschutz!				Triebe			Blüte	Blüte				
Augentrost							Kraut	Kraut	Kraut	Kraut		
Baldrian									Triebe	Triebe		
Beinwell		Triebe		Triebe	Blätter	Blätter	Blätter	Blätter	Triebe	Triebe		
Bibernelle		Triebe		Triebe + Kraut	Kraut	Kraut	Kraut		Triebe	Triebe		
Birke				Blätter	Blätter	Blätter						
Blutwurz		Triebe	Triebe						Triebe	Triebe		
Bockshornklee						Samen	Samen	Samen				
Brennnessel				Kraut	Kraut			Samen	Samen			
Brombeere				Blätter	Blätter	Frucht	Frucht	Frucht		Frucht	Frucht	
Ehrenpreis				Blüte			Blüte	Blüte				
Eibisch					Blätter	Blätter				Triebe	Triebe	
Eiche		Rinde		Rinde		Blätter	Blätter			Frucht		
Engelwurz		Triebe								Triebe		
Esche			Blätter	Blätter	Blätter	Blätter	Blätter	Blätter	Blätter	Blätter		
Faulbaum		Rinde	Rinde		Blüte	Blüte		Frucht	Frucht	Rinde		
Frauenmantel				Kraut + Blätter	Kraut + Blätter	Kraut + Blätter	Kraut + Blätter	Kraut + Blätter				
Gänseblümchen		Blüte	Blüte	Blüte	Blüte	Blüte	Blüte					
Gänsefingerkraut				Kraut	Kraut + Blüte	Kraut + Blüte	Kraut + Blüte		Kraut			
Giersch		Triebe	Triebe	Blätter + Triebe	Blätter + Triebe	Blätter + Triebe				Triebe	Triebe	
Goldrute							Kraut	Kraut				
Hafer				Kraut	Kraut							
Johanniskraut							Blüte + Kraut	Blüte + Kraut				
Kalmus		Triebe								Triebe	Triebe	
Königskerze				Kraut	Blüte + Kraut	Blüte + Kraut	Blüte + Kraut	Blüte + Kraut				
Kamille				Blüte	Blüte	Blüte	Blüte					
Lavendel						Triebe	Triebe + Blüte	Blüte				
Liebstöckel ab dem 2. Jahr			Triebe	Blätter + Triebe	Blätter	Blätter	Blätter	Blätter		Frucht	Triebe	

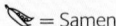 = Samen   = Blätter   = Blüte   = Triebe   = Kraut

Monat	Jan	Feb	März	Apr	Mai	Jun	Jul	Aug	Sept	Okt	Nov	Dez
Linde						🌸	🌸					
Löwenzahn		⚘		🌸🌿⚘	🌸🌿⚘							
Malve						🌸🌿	🌸🌿	🌸🌿				
Mädesüß					🌸	🌸	🌸					
Majoran						✳	✳🌿	✳🌿	✳🌿			
Melisse						🌿	🌿	🌿				
Mönchspfeffer						🌸	🌸	🌸				
Pfefferminze				🌿	🌿	🌿	🌿	🌿	🌿			
Qecke			✳	✳	✳							
Rhabarberwurzel			⚘	⚘						⚘		
Ringelblume						🌸	🌸	🌸	🌸	🌸		
Rotklee					🌸	🌸	🌸	🌸	🌸	🌸		
Ruprechtskraut				🌸	🌸	🌸	🌸	🌸	🌸			
Salbei					🌿	🌿	🌿	🌿	🌿			
Schafgarbe						✳🌸	✳🌸	✳🌸	✳			
Schlüsselblume Naturschutz!			🌿	🌿	🌿					⚘		
Spitzwegerich						✳	✳	✳	✳			
Stiefmütterchen, Wildes					✳	✳	✳					
Süßholz										⚘		
Wacholder Naturschutz!								🍒	🍒			
Waldmeister				✳	✳	✳						
Wegwarte							✳	✳	✳⚘	✳⚘	✳	
Weißdorn					🌸🌿			🍒	🍒	🍒		
Wermut						🌿	🌿	🌿				
Ysop					✳🌿	✳🌿	✳	✳				
Zinnkraut					🌿	🌿						

⚘ = Wurzel   🍒 = Frucht   Ⓥ = Zwiebel   Ψ = Rinde

Pflanzen und ihre Anwendungsbereiche

Pflanze	Botanischer Name	Verwendete Teile	Anwendungsbereiche, Wirkung
Augentrost	*Euphrasia officinalis*	Kraut	Lidrandentzündung, Augenbindehautentzündung, Gerstenkorn, Sehschwäche
Arnika (Naturschutz!)	*Arnica montana*	Blüten, Wurzel	Verletzungen, Rheuma, Muskelzerrungen, Verrenkung, Verstauchung, Gelenkbeschwerden, Hämorrhoiden, zur Steigerung der Herzleistung
Ackerschachtelhalm/ Zinnkraut	*Equisetum arvense* L.	Kraut	Zur Entwässerung, bei Sehnenscheidenentzündung, Geschwüre, Prellungen, Wunden
Baldrian	*Valeriana officinalis*	Wurzel	Beruhigung des Nervensystems, Blutdrucksenkung, Verdauungsförderung
Bärentraube (Naturschutz!)	*Arctostaphylos uva-ursi*	Blätter	Harnblasenentzündung, Harnwegserkrankung, Harngrieß, Blasensteine, Niereninfektionen
Bockshornkleesamen	*Trigonella foenum graecum*	Samen, Blätter	Offenes Bein, Neuralgien, Hämorrhoiden, rheumatische Erkrankungen, Gelenkentzündungen oder Ischias.
Beifuß	*Artemisia vulgaris*	Kraut, Triebspitzen	Magenuntersäuerung, Magenschleimhautentzündung, Umschläge bei Abszesse oder Geschwüre, Rheuma
Beinwell	*Symphytum officinale* L.	Wurzel	Prellungen, Zerrungen, Blutergüsse, Sehnenscheidenentzündung, Frischblattauflage bei Unterschenkelgeschwür, Knochenbrüche
Berberitze	*Berberis*	Beeren, Wurzelrinde	Früchte: Zufuhr von Vitamin C; Wurzelrinde: Anregung des Gallenflusses und der Darmperistaltik
Brennnessel	*Urtica dioica*	Samen, Kraut, Wurzel	Antirheumatisch, leicht harntreibend; bei Haarausfall, Prostataerkrankungen, hormonellen Problemen des Mannes
Blutwurz/Tormentill	*Potentilla erecta*	Wurzel	Stark entzündungswidrig im Verdauungskanal gegen Durchfall; Mundspülung bei Entzündungen
Eiche	*Quercus robur*	Rinde	Stark entzündungswidrig im Verdauungskanal; äußerlich: chronische Hautkrankheiten, Hämorrhoiden
Frauenmantel	*Alchemilla*	Blüten, Kraut	Entzündungswidrig, krampflösend; Gurgelmittel
Flohsamen	*Plantago*	Samen	Zur Darmtätigkeitsanregung, als Ballaststoff, bei Stuhlunregelmäßigkeiten
Feldstiefmütterchen	*Viola tricolor*	Kraut	Akne, Juckreiz, Ekzeme; leicht harntreibend, schweißtreibend, antirheumatisch
Goldrute	*Solidago virgaurea*	Kraut	Nieren-Blasen-Infektionen, Nierengrieß; harntreibend, entzündungshemmend, krampflösend, blutreinigend
Gundermann	*Glechoma hederacea*	Kraut	Hustenlösend, harntreibend, gallensafttreibend; äußerlich bei Hautkrankheiten

Pflanze	Botanischer Name	Verwendete Teile	Anwendungsbereiche, Wirkung
Gelbwurz/ Kurkuma	*Curcuma longa*	Wurzelstock	Anregung des Gallenflusses, appetitanregend; chronische Gallenblasenentzündung
Giersch	*Aegopodium podagraria*	Blätter	Rheuma
Hopfen	*Humulus lupulus*	Zapfen, Drüsen	Appetitanregend; Unruhezustände, Nervosität, Schlafstörungen
Holunder	*Sambucus nigra*	Blätter, Blüten, Beeren	Zur Immunstärkung, bei Erkältung
Ingwer	*Zingiber officinale*	Wurzel	Appetitanregend; bei Magenschleimhautentzündung durch Untersäuerung, Übelkeit, Frösteln, Kopfschmerzen
Kamille, Echte	*Matricaria recutita*	Blüten	Krampflösend; bei Entzündungen und Wunden, Unterschenkelgeschwüren, Magengeschwüren, Ekzemen im Akutstadium
Kalmus	*Acorus calamus*	Rhizome	Verdauungsstörungen, Blähungen, Magen
Kümmel	*Carum carvi*	Früchte	Entkrampfend bei Magenkoliken, Darmkoliken
Kardenwurzel	*Dipsacus fullonum* L.	Wurzel	Antibakteriell, blutreinigend, bei Warzen; Galle, Rheuma, Borreliose
Klettenwurzel	*Arctium lappa*	Wurzel	Wassertreibend; äußerlich als Klettenwurzelöl bei trockenen Kopfhautschuppen
Königskerze	*Vebascum thapsus*	Blüten	Bronchitis, Asthma, Wundheilung, Ohrenschmerzen, Geschwüre
Lavendel	*Lavandula angustifolia*	Blüten	Anregung des Gallenflusses; Nervosität, Schlafstörungen, Rheuma, Gelenkschmerzen, Juckreiz
Löwenzahn	*Taraxacum sect.* R.	Kraut, Blüten, Wurzel	Gallensaftanregend, leberschützend; Magenschleimhautentzündung durch Untersäuerung, Gallenblasensteine
Linde	*Tilia cordata*	Blüten	Erkältungskrankheiten, Infektionen; schweißtreibend
Mariendistel	*Silybum marianum*	Samen	Chronische und akute Leberentzündungen, Fettleber, Gallensteine; krampflösend, leberschützend
Mädesüß	*Filipendula ulmaria*	Blüten	Rheumatischer Formenkreis, Kopfschmerzen, Magen, blutreinigend, schmerzstillend, entzündungshemmend, fiebersenkend
Mönchspfeffer	*Vitex agnus-castus*	Kraut	Wechseljahresbeschwerden, prämenstruelles Syndrom, hormonelle Akne; milchflussfördernd

Pflanze	Botanischer Name	Verwendete Teile	Anwendungsbereiche, Wirkung
Nachtkerze	*Oenothera biennis*	Samen, Blätter, Wurzel	Hauterkrankungen, Ekzeme, Neurodermitis, Asthma, Wechseljahre, Magen-Darm, Arteriosklerose, Falten
Pfefferminze	*Mentha piperita*	Blätter	Gastritis, Verdauung, Reizdarm, Blähungen
Passionsblume	*Passiflora incarnata*	Blüten	Nerven, Unruhe, Schlafstörungen, Verspannungen
Ringelblume	*Calendula officinalis*	Blüten	Krampflösend, entzündungshemmend, gallenfluss-anregend; Hautentzündungen, Nagelbettentzündung, Geschwüre, Wundheilmittel; Gurgelmittel
Rosmarin	*Rosmarinus officinalis*	Blätter	Antibakteriell, antimykotisch, krampflösend, anregend, galletreibend, menstruationsfördernd, verbessert das Gedächtnis ; äußerlich: kreislaufanregend, durchblutungsfördernd, belebend
Rosskastanie	*Aesculus*	Samen	Venen- und Arterienstärkung, entzündungshemmend; Ödeme, Krampfadern
Schafgarbe	*Achillea millefolium*	Kraut	Bluthochdruck, Unterleibsschmerzen, Wechseljahre, Ausfluss, Durchfall, Rheuma, Gicht, Hämorrhoiden, Neuralgien
Salbei	*Salvia officinalis*	Blätter	Zum Gurgeln bei Halsentzündungen und Zahnfleisch-bluten; schweißhemmend, antimykotisch; Wechsel-jahre, Gicht, Lunge
Steinklee/ Honigklee	*Melilotus officinalis*	Blühendes Kraut	Brüchige Gefäße und Kapillare, blaue Flecken, Vorbeugung gegen Thrombose, Steigerung des venösen Rückflusses, Entzündungen, Verbesserung der Lymphströmung
Schöllkraut	*Chelidonium majus* L.	Blühendes Kraut, Saft	Krampfartige Beschwerden im Bereich der Bronchien, Gallenblase, Magen- und Darmtrakt, Leberschwellung, Arteriosklerose, Rheuma, Geschwüre
Süßholzwurzel	*Glycyrrhiza glabra*	Wurzel	Bronchitis, Magengeschwüre; entzündungshemmend, blutreinigend, blutdrucksteigernd
Traubensilberkerze	*Actaea racemosa*	Wurzel, 3-jährig	Menstruationsbeschwerden, Wechseljahresbeschwer-den, depressive Verstimmung, Entzündungen; krampflösend, menstruationsfördernd, leicht blut-zuckersenkend
Teufelskralle	*Harpagophy-tum procum-bens*	Wurzel	Gelenkentzündung bei Rheuma, Senkung erhöhter Cholesterinwerte sowie Harnsäurewerte
Vogelknöterich	*Polygonum aviculare*	Kraut	Gering hustenlösend, harntreibend, entzündungs-hemmend im Verdauungskanal, antirheumatisch

Pflanze	Botanischer Name	Verwendete Teile	Anwendungsbereiche, Wirkung
Walnuss	*Juglans regia*	Blätter	Eitrige Hauterkrankungen, Akne
Weißdorn	*Crataegus monogyna*	Blüten, Blätter, Früchte	Steigerung des Herzdurchflusses und Herzdurchblutung, Altersherz, Bluthochdruck, Herzinsuffizienz, Herzrhythmusstörungen, Wechseljahresbeschwerden
Wermut	*Artemisia absinthium*	Kraut	Magen- und Gallenmittel, Magenuntersäuerung, Magenschleimhautentzündung
Wilde Yamswurzel	*Dioscorea*	Wurzel	Wechseljahre, Depressionen, hormonelle Störungen, Nervenschwäche, Steigerung der Harnmenge, prämentruelles Syndrom (PMS), Progesteronmangel, Anti-Aging
Wegerich, Spitz-	*Plantago lanceolata*	Kraut	Blutergüsse, Prellungen, Verbrennungen, Warzen und Insektenstiche, Entzündungen des Mund- und Rachenraumes, Erkältung, Wundheilung, Lungenschwäche
Weide	*Salix alba*	Rinde	Antirheumatisch, schmerzlindernd
Zwiebel	*Allium cepa*	Knolle	Husten, Ohrenschmerzen

Stichwortverzeichnis

Bildnachweis

Anna Hoychuk – shutterstock: 97; Antonio Gravante – Fotolia: 98, arolina66 – Fotolia: 59, Bildagentur Zoonar GmbH – shutterstock: 74, Brzostowska – shutterstock: 83, Chamille White – shutterstock: 6, chungking – Fotolia: 103, CoffeeChocolates – shutterstock: 38, cut – Fotolia: 42, D. Kucharski K. Kucharska – shutterstock: 46, DIA – Fotolia: 4r, 24, DoraZett – Fotolia: 51, Elena Elisseeva – shutterstock: 4l, 12, emer – Fotolia: 43, 99, emmi – Fotolia: 90, FomaA – shutterstock: 5l, 68, Glamy – Fotolia: 104, goldbany – Fotolia: 79r, gudrun – Fotolia: 107r, Hadrian – shutterstock: 2/3, HandmadePictures – shutterstock: 5l, Heike Rau – Fotolia: 17, 35l, 61, Iakov Filimonov – shutterstock: 44, images72 – shutterstock: 72, 75, Imcsike – shutterstock: 18, JPC-PROD – shutterstock: 47, K.-U. Häßler – Fotolia: 70, LianeM – Fotolia: 31u, LianeM – shutterstock: 11, Lilyana Vynogradova – shutterstock: 58, Liv Friis-larsen – Fotolia:

71, losangela – Fotolia: 66, Mauritius images/a.collectionRF/amanaimages: 48, Mauritius images/Alamy: 8r, 28, 31o, 77r, 94, 102, Mauritius images/André Pöhlmann: 113, Mauritius images/Cultura: 87, Mauritius images/foodcollection: 1, 32, 35r, Mauritius images/imageBROKER/Helmut Meyer zur Capellen:77l, Mauritius images/imageBROKER/Ingeborg Knol: 85, Mauritius images/Marc Gilsdorf: 105, Mauritius images/Matthias Schlief: 16,Mauritius images/Photo Alto: 80, Mauritius images/Phototake: 100, Melica – shutterstock: 65r, 79l, Michael Tewes – Fotolia: 55r, 78, microcosmos – shutterstock: 110, MIMOHE – shutterstock: 86r, mipstudio – shutterstock: 115, monamakela.com – Fotolia: 55l, nanka – shutterstock: 95, Natalia Klenova – shutterstock: 40, Olga Miltsova – shutterstock: 37, palomita0306 – Fotolia: 29, Pavel – Fotolia: 30, PhotoSG – Fotolia: 5r, 53, Picture-Factory – Fotolia: 92, Pilaske: 127, Printemps –

Fotolia: 107l, ratmaner – shutterstock: 56, ROBERTO ZILLI – shutterstock: 25, Roxana Bashyrova – shutterstock: 86l, Shulevskyy Volodymyr – shutterstock: 108, StockFood/Shulevsky, Vladimir: 93, StockFood/West, Stuart: 8l, Strauß: 22, Studio Barcelona – shutterstock: 69, Subbotina Anna – shutterstock: 82, Tatyana Gladskih – Fotolia: 60, Teresa Kasprzycka – shutterstock: 112, True Comfrey © carmenrieb – Fotolia: 26, unpict – Fotolia: 116, vainillaychile – Fotolia: 64, viki2win – shutterstock: 14, www.imago–natura.de: 27, XK – Fotolia: 50, Yingko – shutterstock: 63

Grafiken S. 118–121: barbulat – Fotolia: Kraut, HuHu Lin – Fotolia: Wurzel, Jehsomwang – Fotolia: Rinde, pking4th – Fotolia: Blüte, Triebe, sharpnose – Fotolia: Zwiebel, Samen, Frucht, Blätter

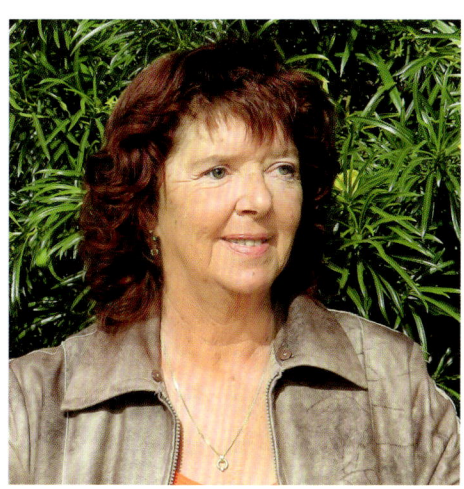

Über die Autorin

Seit mehr als 30 Jahren beschäftigt sich **Rita Pilaske** mit traditioneller Kräuterkunde, vegetarischer Vollwerternährung, Bachblüten, Aromatherapie, orthomolekularer Medizin sowie anderen alternativen Naturheilverfahren. Sie ist ausgebildete Reikilehrerin, Gesundheits- und Energiebalancetherapeutin mit Zusatz Bioenergetik und hat bereits 8 Gesundheitsratgeber verfasst.

Impressum

Bibliografische Information der Deutschen Nationalbibliothek

Die Deutsche Nationalbibliothek verzeichnet diese Publikation in der Deutschen Nationalbibliografie; detaillierte bibliografische Daten sind im Internet über http://dnb.d-nb.de abrufbar.

BLV Buchverlag GmbH & Co. KG

80797 München

© 2015 BLV Buchverlag GmbH & Co. KG, München

Das Werk einschließlich aller seiner Teile ist urheberrechtlich geschützt. Jede Verwertung außerhalb der engen Grenzen des Urheberrechtsgesetzes ist ohne Zustimmung des Verlags unzulässig und strafbar. Das gilt insbesondere für Vervielfältigungen, Übersetzungen, Mikroverfilmungen und die Einspeicherung und Verarbeitung in elektronischen Systemen.

Umschlagfotos:
Vorderseite: Fotolia/Lucie Řihová
Rückseite: Schutterstock/FomaA

Lektorat: Christine Weidenweber, Sonja Forster
Herstellung: Hermann Maxant
Layoutkonzept Innenteil:
Kochan & Partner, München
DTP: Uhl + Massopust, Aalen

Gedruckt auf chlorfrei gebleichtem Papier

Printed in Germany
ISBN 978-3-8354-1366-5

Hinweis
Das vorliegende Buch wurde sorgfältig erarbeitet. Dennoch erfolgen alle Angaben ohne Gewähr. Weder Autorin noch Verlag können für eventuelle Nachteile oder Schäden, die aus den im Buch vorgestellten Informationen resultieren, eine Haftung übernehmen.

www.facebook.com/blvVerlag

Einfach und wirksam: die besten Hausmittel zur Selbstbehandlung

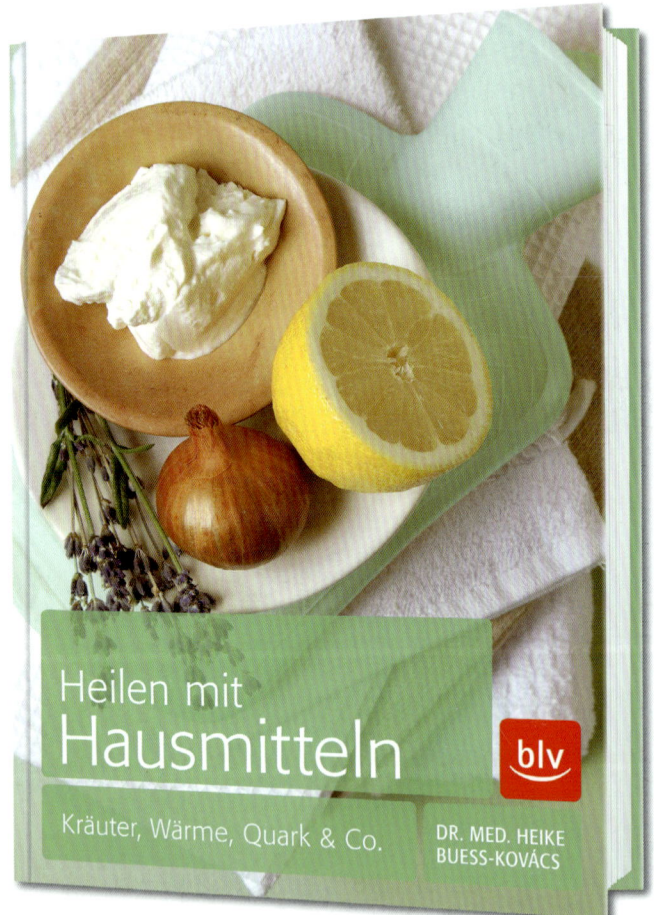

Heike Bueß-Kovács
Heilen mit Hausmitteln
Von Generation zu Generation weiterempfohlen: einfache, bewährte
Anwendungen – schnell und günstig: Tees, Essig und Öl, heilende Nah-
rungsmittel, Wasser und Salz, Lehm und Ton, Sonne, Licht und Wärme,
Massagen und Entspannungsübungen. Rund 60 häufige Beschwerden,
gegliedert nach Körperregionen, und ihre sanfte Behandlung.
ISBN 978-3-8354-1292-7